KB235625

닥터 오의 밥상처방

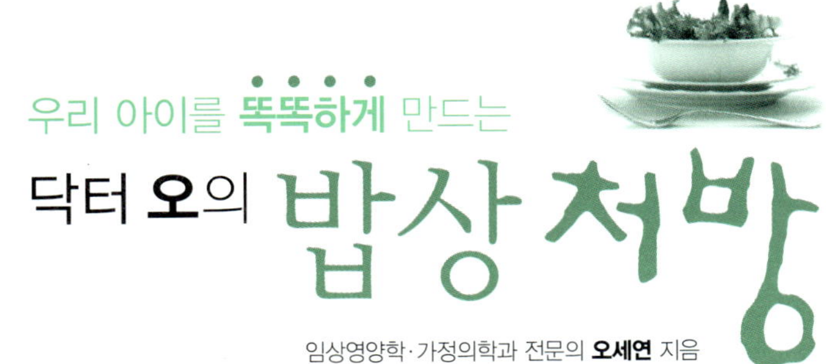

임상영양학·가정의학과 전문의 **오세연** 지음

우리 아이를 **똑똑하게** 만드는

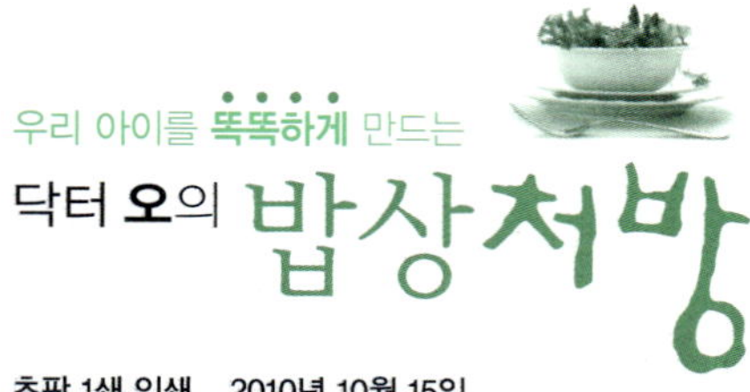

닥터 **오**의 밥상처방

초판 1쇄 인쇄 _ 2010년 10월 15일
초판 1쇄 발행 _ 2010년 10월 18일

글쓴이 _ 오세연
펴낸이 _ 남상진
펴낸곳 _ 서강출판사

책임편집 _ 신종호
디자인 _ 제이알디자인(이강준 · 최이원)
인쇄 _ 서강총업(주)
등록 _ 1987년 11월 11일 제11-20호

주소 _ 413-756 경기도 파주시 교하읍 문발리 파주 출판도시 500-11
전화 _ 031-955-0711
팩스 _ 031-955-0720
전자우편 _ seogang04@seogang.net

ⓒ 오세연, 2010
ISBN 978-89-7219-282-4 13510

일원화 공급처 _ (주)북새통
주소 _ 121-841 서울시 마포구 서교동 464-59 서강빌딩 6층
전화 _ 02-338-0117
팩스 _ 02-338-7160-1
전자우편 _ bookmania@booksetong.com

닥터 **오**의 밥상 처방

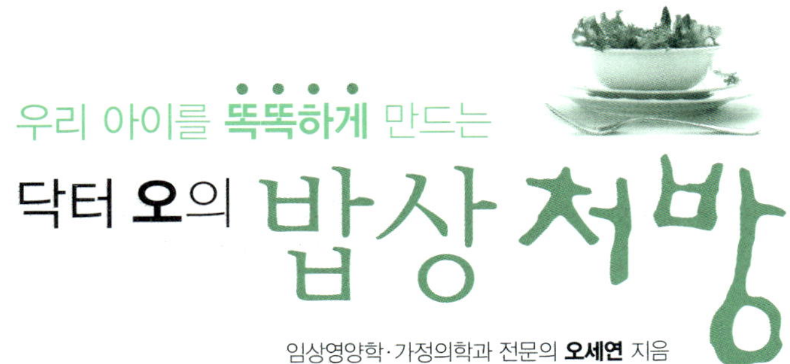

임상영양학·가정의학과 전문의 **오세연** 지음

서가BOOKS

아이의 성적, 성격, 성장,
모두 밥상으로 고친다!

아이를 앞세우고 병원을 방문한 엄마들이 가장 궁금해 하는 것은 어떻게 하면 아이를 또래보다 더 크게 키울 것인가 하는 것이다.

"선생님, 키 크는 약이라도 좀 처방해 주세요!"

그들은 저마다 아이를 크게 키워야 하는 절실한 이유를 갖고 있다. 엄마 아빠가 유난히 작다거나, 아이가 또래보다 작아서 친구들에게 놀림을 받는다거나, 먹는 것이 부실해선지 성장 속도가 너무 더디다는 것 등이 그것이다.

하지만 나는 그들에게 아이를 크게 키우기보다 튼튼하고 건강하게 키우는 데 집중하라고 조언한다. 지금 당장은 키 몇 센티미터 더 키우는 것이 중요한 것처럼 여겨지겠지만, 아이의 인생 전체를 놓고 볼 때 10대는 평생 건강의 토대를 마련해야 하는 시기인 만큼, 무엇보다 균형 잡힌 영양 섭취가 중요함을 강조한다. 하지만 짧은 진료시간 동안 그들에게 필요한 정보를 제공하고, 나아가 그들을 설득하기에는 역부족이다. 이 책은 바로 그런 아쉬움을 해소하기 위해서 집필된 것이다.

성장기 아이들에게 가장 필요한 것은 균형 잡힌 영양 섭취다. 이 점에 대해서는 모든 엄마들이 수긍을 한다. 하지만 '균형'의 실체에 대해 얘기하기 시작하면 이내 고개를 갸웃거리며 반신반의하는 표정이 된다. 그래도 나는 굽히지 않고 이들에게 약 처방보다 '밥상 처방'을 먼저 해준다. 밥상 처방이라고 해서 특별한 것은 아니다. 백미나 밀가루, 설탕 같은 정제된 탄수화물을 제한하고 고기와 지방이 많은 식품을 금하는 대신 비타민과 미네랄이 풍부한 과일과 채소를 권하는 것이다.

밥상 처방을 받은 엄마들 중 몇몇은 '이 정도는 나도 알고 있는데……' 하는 표정을 짓는다. 하지만 밥상 처방이 필요한 정확한 이유를 모르다 보니 가정에서 얼마나 실천하고 있는지는 의문이다. 아이들이 속수무책으로 동물성 단백질과 지방, 정제된 탄수화물에 노출되는 것은 위험천만한 일이다. 이들 식품은 아이의 몸과 마음을 병들게 하며 나아가 고혈압과 심장질환, 암 등 성인병에 대한 대비를 전혀 할 수 없게 만든다.

정제된 탄수화물은 혈당을 오르내리게 해 아이를 변덕스럽고 산만하게 만든다. 가공식품에 숨어 있는 설탕은 아이들의 집중력을 떨어뜨리고 성격을 난폭하게 만들어 성적과 성격을 모두 망치고 만다. 동물성 단백질은 간과 신장의 피로를 가중시켜 아이들을 지치게 만들고 칼슘을 배출시켜 뼈를 약하게 만든다. 아이들을 크게 키우기 위해 먹인 동물성 단백질이 아이들의 뼈를 속이 텅 빈 수수깡으로 만들어 버리는 것이다.

지방은 더욱 무섭다. 지방은 비만을 불러일으켜 만병의 근원이 된다. 또한 환경호르몬을 몸속으로 유입시켜 아이들을 병들게 만든다. 이 외에도 각종 식품첨가물과 잔류농약, 축·수산물을 통해 유입되는 항생제 등은 아이들의 성적과 성격, 성장 모두를 곤두박질치게 만든다. 잘 먹고, 공부 잘 하라고 차린 기름진 밥상이 아이들의 현재와 미래를 좀먹고 있는 것이다.

아이를 건강하고 똑똑하게 키우고 싶다면 아이의 밥상을 신선한 채소와 과일로 채워야 한다. 먹을 것이 풍부해진 현대인들에게 정말 필요한 것은 비타민과 미네랄이기 때문이다.

몸과 마음을 성장시키고 두뇌를 발달시켜야 할 아이들을 돕는 최고의 방법은 제대로 된 밥상을 차리는 것이다. 아이의 몸이 필요로 하는 것이 무엇인지 정확하게 알고 접근한다면 아이의 성장 발달과 올바른 성격 형성은 물론, 성적까지 올릴 수 있다. 하루 세끼 밥을 먹는 것만큼 꾸준하고 규칙적인 치료 방법은 세상 어디에도 없다.

대한민국 모든 엄마들이 아이의 인체 설계도를 정확하게 읽고, 그에 딱 맞는 밥상을 차리는 날이 다가오기를 바라는 마음이다.

저자 _ 오세연

CONTENTS

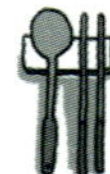

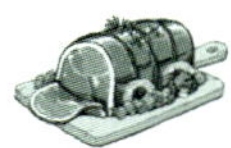

Part 2.

고기를 먹으면 튼튼해질까?

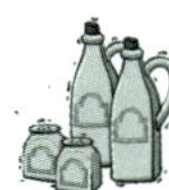

Part 3.

기름진 밥상이 아이를 망친다

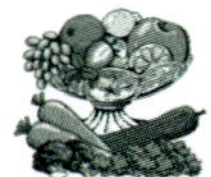

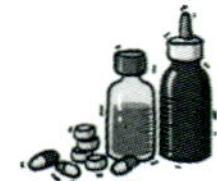

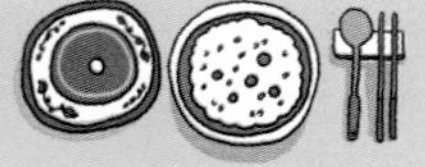

당신의 밥상,
믿을만합니까?

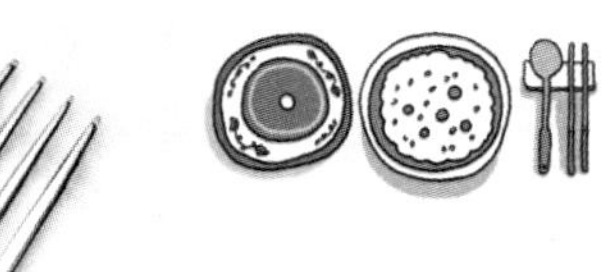

엄마가 만든 음식이라고 해서 모두 안전하고 믿을
만한 것은 아니다. 엄마의 잘못된 상식이 아이의 몸
과 마음을 망칠 수도 있다. 아이의 몸에는 70만 년
에 걸쳐 만들어진 인체 설계도가 있고, 엄마는 그
설계도에 따라 밥상을 차려야 한다. 우리 아이의 몸
이 원하는 것이 무엇인지, 우리 아이에게 필요한 것
이 무엇인지 정확히 알아야 생명력 넘치는 건강한
밥상을 만들 수 있다.

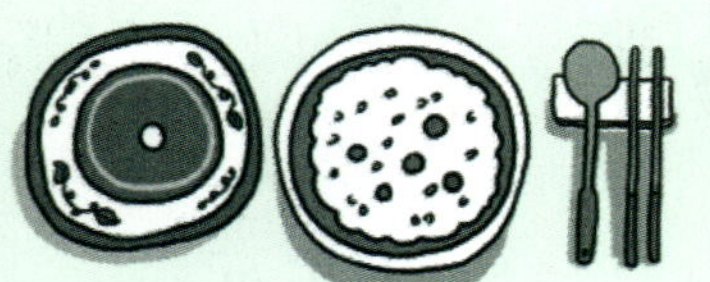

프롤로그

밥상, 인체 설계도에 맞춰서 차려라

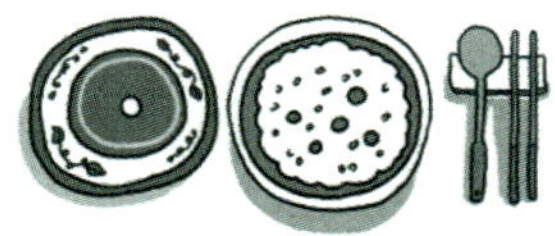

인간은 70만 년 동안 동일한 햇볕을 받고, 동일한 공기를 마셨으며, 거의 비슷한 음식을 먹고 온종일 몸을 움직여 생활해 왔다. 따라서 인간은 그러한 환경에 가장 적합한 설계도를 통해 건강과 생명을 유지해 왔다.

하지만 산업혁명 이후 인간은 자기 발로 걷지 않아도 더욱 편하고 빠르게 여행을 할 수 있게 되었고, 직접 농사를 짓지 않아도 공장에서 나온 맛있는 음식들을 먹을 수 있게 되었다. 이 같은 환경 변화는 인류 문명의 발전이자 축복이었지만 인체 구조는 이 급작스런 변화를 받아들이지 못하여 문제를 일으키고 있다. 70만 년에 걸쳐 진화를 거듭하며 완성된 인체 설계도는 100년이라는 찰나에 가까운 시간 동안 변경될 수가 없는 것이다.

인체 설계도는 아직 '과거형'

　피부색으로만 사람을 분류하자면 흑인종, 백인종, 황인종 등으로 나눌 수 있다. 피부색의 차이는 거주 지역에 따라 다른데, 이는 인간이 지역 환경에 알맞도록 진화해 왔음을 말해 주는 것이다.

　햇볕이 강렬한 적도 지방 사람들은 자외선이 피부 속으로 침투하는 것을 막기 위해 피부를 보호하는 멜라닌을 최대한 생성시켰고, 북쪽 지방 사람들은 반대로 멜라닌을 최대한 억제시켜 왔다. 그 중간 지점에 거주해 온 황인종들은 멜라닌의 양을 중간 정도로 조정해 왔다.

　하지만 100년 전부터 모든 것이 달라졌다. 배나 비행기 등의 운송수단이 발달하면서 인간은 본래 태어난 곳을 떠나 세계 각지에 뒤섞여 살기 시작했다. 그 결과, 햇볕에 약한 피부를 가진 백인들에게 피부암이라는 무서운 질병이 등장하게 되었는데, 특히 저위도 지역에서 거주하는 백인들이 피부암의 공격 대상이 되고 있다. 이 같은 현상은 최근 100년간의 생활 변화가 인간의 건강에 어떤 영향을 미치는지를 상징적으로 설명해 준다.

　백인이 자외선 지수가 높은 적도 지역에 살게 되었다고 즉각적으로 멜라닌을 생성시켜 피부를 보호할 수는 없다. 우리의 인체 설계도는 아직 과거형이다. 본래의 인체 구조와는 전혀 다른 방식으로 살아가는 것은 곧 병을 부르는 일이다. 자동차와 공장의 매연, 엷어진 오존층을 뚫고 쏟아지는 강렬한 자외선, 편리해진 생활환경의 변화 등 모든 것이 인체의 설계를 거스르며 건강을 위협하고 있다.

몸이 원하는 것을 먹여라

문제는 음식이다. 인체를 이루고 있는 60조 개의 세포는 음식을 통해 생명의 에너지를 얻는다. 세포 하나하나는 서로 유기적으로 연동하여 자신의 생존환경에서 건강과 생명을 유지하기에 가장 유리한 방법으로 영양을 섭취하고 사용해 왔다. 그런데 산업화가 가속화되면서 그동안 전혀 경험해 보지 못한 낯선 음식들이 유입되면서 인체는 충격과 혼란에 빠질 수밖에 없었다.

껍질을 깨끗하게 도정한 부드러운 곡류, 쉽게 맛볼 수 없었던 고지방, 고동물성 단백질 섭취의 증가, 신선한 채소 섭취의 부족은 물론, 온갖 종류의 농약과 환경호르몬, 식품첨가물 등 예전에는 존재하지 않았던 생소한 물질에 적응하지 못한 인체는 갖가지 질병으로 고통을 호소하고 있다. 입은 새로운 것들을 좋아할지라도 몸은 설계도에 없는 낯선 음식들을 거부한다. 물론 이런 상황이 수십 만 년 동안 지속된다면 인체 역시 그에 맞춰 변화해 가겠지만, 인류가 그때까지 생존할 수 있을지는 미지수다.

이처럼 인체 설계는 아직도 과거형인데, 삶의 방식이나 밥상은 전혀 다르게 전개되고 있으니 과거에는 거의 존재하지 않았던 암이 생기고 당뇨와 고혈압이 생기며, 심혈관질환, 뇌졸중, 류머티스성관절염 등등 수많은 질환이 생기는 것이다. 특히 성장기의 아이들은 아직 면역체계가 완벽하지 않기 때문에 인체 설계에 맞지 않는 음식들이 유입될 때 훨씬 더 치명적인 상처를 받게 된다. 이런 폐해는 아이가 어릴수록 커지며, 이때 생긴 상흔은 평생 온갖 질병을 야기하는 원인이 된다. 아이 밥상을 차릴 때는 아이의 몸이 원하는 것이 무엇인지, 아이의 몸이 필요로 하는 것이 무엇인지 정확하게 읽고 그에 맞는 음식을 차려야 한다. 아이의 인체 설계도를 읽고 그것을 존중하는 것이 아이를 살리고, 지키는 유일한 방법이다.

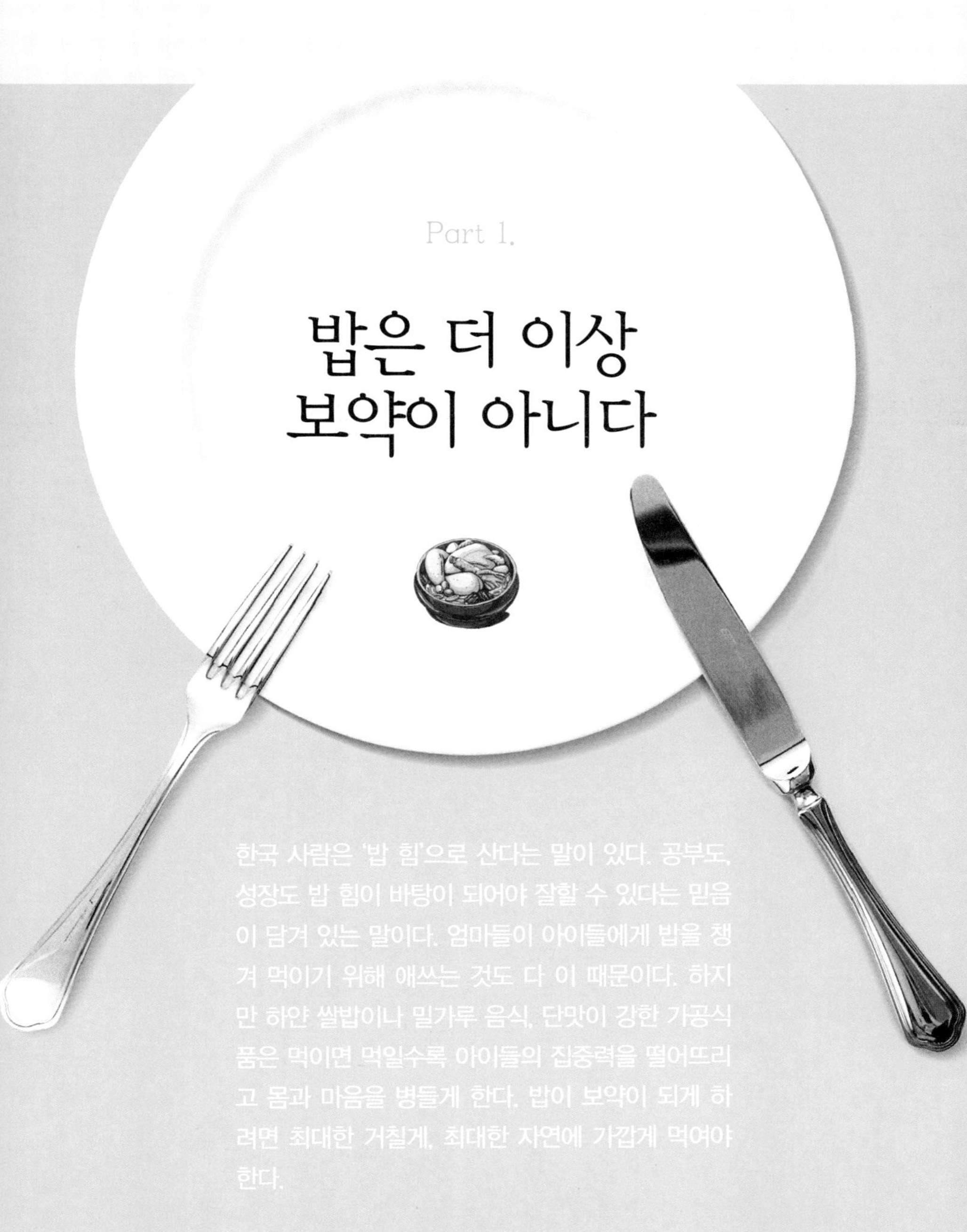

밥은 더 이상 보약이 아니다

한국 사람은 '밥 힘'으로 산다는 말이 있다. 공부도, 성장도 밥 힘이 바탕이 되어야 잘할 수 있다는 믿음이 담겨 있는 말이다. 엄마들이 아이들에게 밥을 챙겨 먹이기 위해 애쓰는 것도 다 이 때문이다. 하지만 하얀 쌀밥이나 밀가루 음식, 단맛이 강한 가공식품은 먹이면 먹일수록 아이들의 집중력을 떨어뜨리고 몸과 마음을 병들게 한다. 밥이 보약이 되게 하려면 최대한 거칠게, 최대한 자연에 가깝게 먹여야 한다.

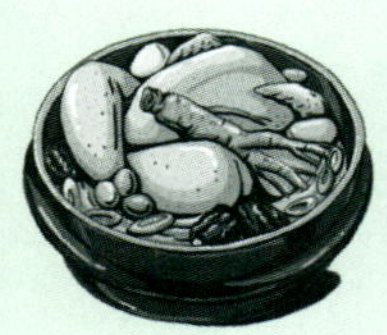

Part 1.

아이를 약골로 만드는 밥상

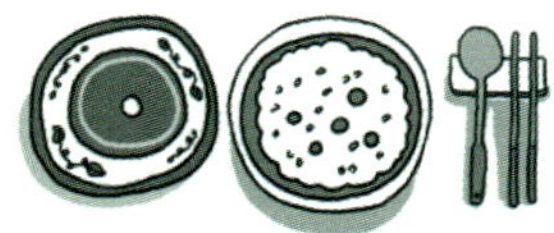

인류 탄생 이후 수십 만 년 동안 인간은 '무엇을 먹을까'를 고민했다. 음식이야말로 생존의 필수요건이지만 30여 년 전까지만 해도 대다수의 사람들은 음식 부족에 시달렸다.

인체의 건강은 거대 영양소와 미세 영양소의 밸런스를 바탕으로 유지된다. 인체 내에서 에너지를 만드는 탄수화물, 단백질, 지방은 거대 영양소에 속한다.

비타민, 미네랄, 식물성 항산화물질(피토케미컬, phytochemical)은 미세 영양소다. 미세 영양소는 거대 영양소가 만들어주는 에너지를 바탕으로 인체라는 시스템을 최적화시켜 '항상성'을 최대화하는 역할을 한다.

기름진 밥상이 허약체질을 만든다

칼로리를 만들어 주는 거대 영양소를 충분히 섭취할 수 없었던 시절, 인체는 끊임없이 에너지 부족에 시달려야 했다. 성장기에 충분한 영양 공급을 받지 못한 아이들은 성장이 더뎠고, 천연두, 결핵, 이질 등의 급성질환에 저항할 힘이 없어 생명이 위태로울 수밖에 없었다. 그 같은 질병으로부터 아이들을 지키기 위해서는 양질의 탄수화물이나 단백질, 지방 등의 섭취가 매우 중요했고, 엄마들은 어떻게든 기름진 밥상을 만들기 위해 노력했다.

하지만 지금의 밥상은 거대 영양소가 대부분이다, 그나마 공급되는 미세 영양소조차 도정과 가공 과정을 통해 완전히 제거해 버리는 경우가 태반이다. 또한 대다수의 농산물이 갖가지 농약과 화학비료의 힘을 빌려, 비닐하우스에서 인위적으로 재배되고 있다. 이 같은 변화는 미세 영양소의 부족을 가중시킨다. 채소와 곡류 등은 자연 상태에서 성장할 때 인간에게 가장 이로운 영양 배합을 갖게 되는데, 대량생산을 위해 인위적으로 조절된 환경 속에서 자란 식품들에서는 적절한 영양 배합을 기대하기 어렵다. 장거리 운송이나 장기간 저장을 가능하게 하는 유통구조도 미세 영양소 파괴를 촉진하는 요인이다. 특히 비타민은 밭에서 농작물을 채취하는 순간 파괴되기 시작하기 때문에 밥상 위에 오르는 비타민의 양은 극히 일부에 불과하다.

이처럼 거대 영양소의 과잉과 미세 영양소의 결핍이 동시에 벌어지면 아이들은 약골이 될 수밖에 없고, 장차 고혈압, 당뇨, 심장병, 중풍, 암 등의 만성질환에 취약할 수밖에 없다. 그런데도 엄마들은 잘못된 상식을 바탕으로 기름진 밥상을 차려 아이들의 허약체질을 부추기고 있다.

아이들의 허약체질을 개선하기 위해서는 기름진 밥상에 대한 미련을 과감히 털어 버려야 한다. 성장기에 형성된 아이들의 식습관은 평생 바꾸기 어렵다. 성장기에 건강의 토대를 다져 두지 않으면 나이가 들수록 이런저런 병에 노출될 가능성이 높다.

결론은 간단하다. 아이의 허약체질을 개선하려면 거대 영양소의 대표 주자인 고기와 지방을 최대한 배제하고, 도정하지 않은 거친 곡식으로 밥을 짓고, 그릇마다 신선한 채소를 채워야 한다. 바로 그것이 아이들의 허약체질을 개선하고 병에 잘 걸리지 않는 건강한 아이로 키우는 방법이다.

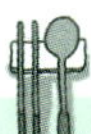 **항상성**(恒常性, Homeostasis)

외부환경이 변하더라도 인체의 내부환경은 변화시키지 않고 일정하게 유지하려는 성질. 바깥 날씨가 춥거나 더워도 사람의 체온은 항상 36.5℃를 유지하는 것처럼, 인체는 자신의 건강과 생명을 유지하려는 경향이 있다.

아이 몸이 보내는 신호를 읽어라

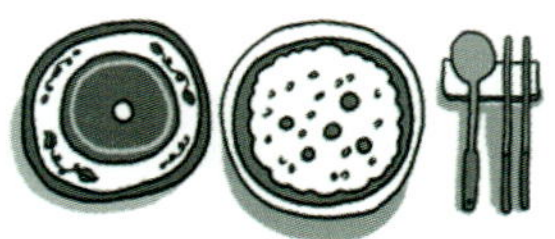

　허약한 아이들은 1년 내내 감기를 달고 산다. 환절기나 겨울철에는 으레 감기에 걸리는 것이라 생각하여 대수롭지 않게 여긴다. '땀 흘린 뒤에 찬바람을 쏘여서', '감기 걸린 친구들과 함께 밥을 먹어서', '요즘 기침감기가 돌고 있어서' 우리 아이도 감기에 걸렸다고 생각한다. 맞는 얘기다. 하지만 여기에는 보다 근본적인 이유가 있다. 바로 아이의 몸이 감기 걸리기 쉬운 상태로 방치되어 있다는 것이다.

　요즘 아이들의 생활을 살펴보자. 학교와 학원, 과외에 시간을 뺏겨 주말이나 방학에도 운동할 시간은 없고, 엄마가 아무리 골고루 먹이려 애쓴다 해도 아이들의 젓가락을 잡아끄는 것은 언제나 기름진 음식과 가공식품이 대부분이다. 이렇게 칼로리는 넘치는 반면 비타민과 미네랄 섭취는 부족하고, 운동 부족이 지속되다 보면 인체의 항상성은 낮아질 수밖에 없다.

여기에 더해 스트레스를 받는다거나 급격한 온도 차이 등에 노출되면 낮은 수준에 있던 항상성마저 깨져 바이러스의 침입을 허용하게 되는데, 그것이 바로 감기다.

사실 세상에 널리고 널린 것이 바이러스다. 그렇다고 해서 모든 사람이 항상 감기에 걸려 있는 것은 아니다. 감기에 걸리는 직접적 원인은 바이러스지만, 결국 감기를 불러들인 것은 인체의 낮아진 항상성이라는 얘기다.

감기에 걸리고 낫는 과정을 살펴보면 건강을 유지하고 회복하려는 인체의 노력이 어떤 식으로 이루어지는지 알 수 있다. 감기 때문에 나타나는 급성 증상은 6개월 이상 지속적으로 나타나는 만성 증상과는 그 시작점부터 차이가 있다. 만성 증상은 이미 항상성이 깨져서 증상 자체가 질환을 더욱 악화시키는 반면 급성 증상은 낮아진 인체의 항상성을 끌어올리고 유지하기 위해 반응한다.

콧물은 호흡기로 들어온 감기 바이러스가 호흡점막세포에 직접 닿지 않게 하기 위해 분비한 다량의 점액이다. 콧물은 인체의 면역세포가 바이러스에 대항해 싸우고 난 뒤 생기는 찌꺼기를 중화시켜 바깥으로 내보내는 역할도 한다. 기침 또한 바이러스와의 싸움에서 발생한 유해한 찌꺼기들을 뱉어내기 위한 자연스러운 반응 중 하나다.

열이 오르는 것도 마찬가지다. 병균들은 온도에 매우 민감하여 체온이 38℃만 되어도 활동이 둔화되어 숫자를 늘리지 못하게 되고, 인체의 면역체계 또한 체온이 상승해야 좀더 활발하게 작용한다. 체온 상승은 면역체계 활성화와 바이러스 증가 억제라는 두 가지 목적을 위해 발생하는 것이다.

오한이나 몸살 기운을 느끼는 것은 다른 곳에 에너지를 소비하지 말고 항상성을 회복하기 위해 에너지를 축적하라고 인체가 신호를 보내는 것이다. 결국 감기에 걸렸을 때 나타나는 갖가지 증상들은 바이러스 때문이 아니라, 감기 바이러스를 이겨내기 위한 인체의 작용이라는 이야기다.

감기는 '약 먹으면 일주일, 안 먹으면 7일'이라는 우스갯소리가 있다. 단순한 농담은 아니다. 감기약은 특정 증상을 완화하는 작용을 할 뿐, 감기 자체를 낫게 하는 것은 아니다. 물론 다량의 약 복용은 인체의 항상성 회복을 도와 감기를 보다 빨리 몰아내기도 한다. 환자의 연령이나 기저질환에 따라서 꼭 약을 사용해야 하는 경우도 많다.

감기의 발병과 치료는 항상성과 깊이 연관되어 있다. 그러한 사실을 염두에 둔다면 아이가 감기에 걸렸다고 해서 무조건 약부터 찾지는 않을 것이다. 감기 증상을 통해 아이의 몸이 말하고 싶어 하는 것은 안정적인 휴식과 운동, 균형 잡힌 영양을 제공해 달라는 것이다. 아이의 몸이 보내는 신호를 민감하게 감지하고 해석하는 것이야말로 엄마가 갖추어야 할 가장 중요한 능력이라고 할 수 있다.

아이의 입맛, 거칠게 단련시켜라

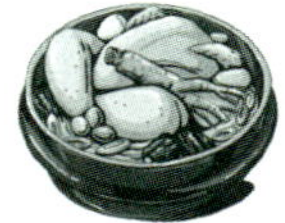

　우리나라 엄마들은 아이들 밥 먹이는 데 목숨을 건다. 엄마가 해줄 수 있는 것은 그저 삼시 세 때 밥 챙겨 먹이는 것뿐이라는 생각에서다. 이처럼 아이들 밥 먹이는 데 집착하는 것은 '밥이 보약'이라는 오래된 인식을 반영한 것이다. 학교에서 돌아오자마자 지쳐 쓰러져 자는 아이를 "아무리 피곤해도 밥은 먹고 자야지!" 하며 흔들어 깨우거나, 빵이나 분식을 좋아하는 아이에게 "사람이 밥을 먹어야지……" 하며 핀잔을 주는 것도 같은 이유에서다.

　이처럼 밥은 한국인의 주식인 동시에 보약으로 통한다. 온갖 산해진미를 앞에 두고도 밥이 없으면 허전하고, 삼시 세 때 밥을 먹어야 속이 든든하다고 생각한다.

하지만 안타깝게도, 밥은 더 이상 보약이 아니다. 4, 50년 전만 해도 이 명제는 그런 대로 들어맞았다. 변변한 도정기술이 없던 과거에는 어쩔 수 없이 현미를 먹어야 했기 때문이다. 그러나 지금 우리가 먹는 하얗고 부드러운 쌀밥은 칼로리를 내는 데 쓰이는 탄수화물 덩어리에 불과하다. 아이에게 흰 쌀밥을 고봉으로 담아 주는 것은 그렇잖아도 차고 넘치는 거대 영양소에 독을 더할 수도 있는 것이다.

밥상의 보약, 현미밥

쌀밥, 우동, 스파게티, 국수, 떡볶이, 떡, 빵, 과자, 라면 등 아이들이 좋아하는 대부분의 음식은 도정된 쌀과 밀로 만들어진 것들이다. 이 음식들은 부드럽고 단맛이 강해 입맛을 당기게 한다. 하지만 치명적인 결함을 갖고 있다. 바로 섬유소가 거의 없다는 점이다. 섬유소는 현대인의 건강을 유지하는 데 반드시 필요한 6번째 영양소로 평가받고 있다. 1930년 무렵만 해도 섬유소에 대한 개념 자체가 없었다. 섬유소는 그저 '사람의 소화효소에 의해 분해되지 않는 식물의 세포벽 성분'으로 간주되었을 뿐, 인체에는 달리 필요가 없는 성분으로 알려져 있었다. 거대 영양소인 탄수화물, 지방, 단백질만으로도 건강을 유지할 수 있다는 생각이 지배적이었으니 굳이 다른 성분에 대한 연구의 필요성을 느끼지 못했던 것이다.

쌀의 껍질과 씨눈에는 다양한 비타민과 미네랄, 섬유소가 듬뿍 함유되어 있다. 이들 영양소는 지금 우리가 보약으로 여기는 것들이다. 이 보약들을 모조리 깎아낸 것이 흰쌀밥이다. 아이들에게 보약이 되는 밥을 먹이려면 현미밥을 밥상에 올려야 한다.

섬유소가 배제된 밥상은 건강의 적

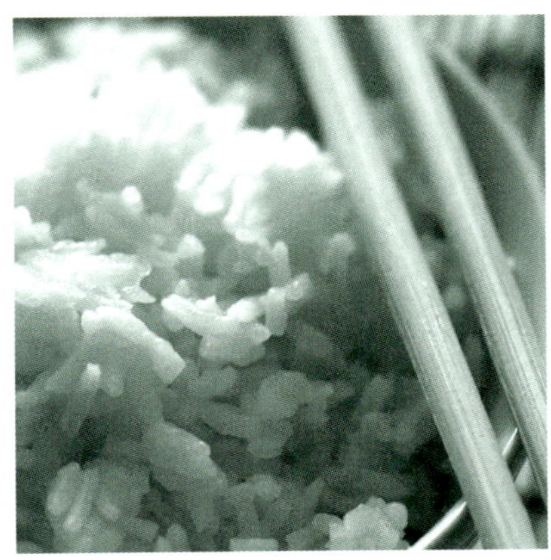

현대인의 성인질환은 도정기술의 발달과 더불어 섬유소가 배제된 밥상이 일반화되면서 발생한 것이라 해도 과언이 아니다.

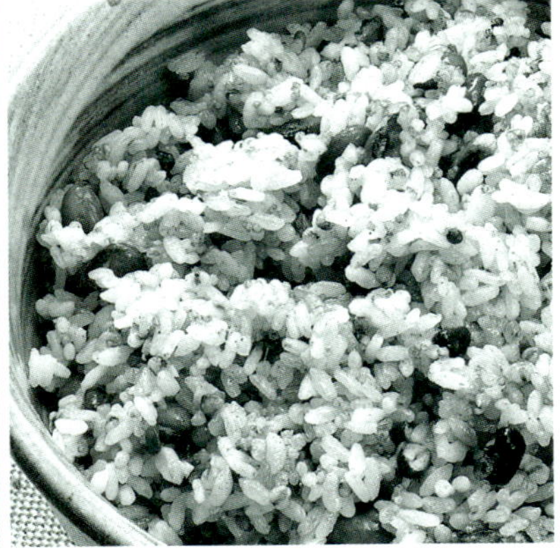

아이들의 평생 건강을 생각한다면 어릴 때부터 반드시 현미나 잡곡으로 지은 밥을 먹여야 한다.

섬유소의 역할을 알게 되면 새하얀 쌀과 밀을 먹는 것이 얼마나 어리석은 짓인가를 분명하게 알 수 있다. 흔히 섬유소가 변비에 좋다는 정도로 생각하지만 섬유소의 역할은 생각보다 훨씬 다양하고 중요하다. 섬유소는 식후 포만감을 증진시키고 위를 비우는 시간을 지연시켜 체중 조절과 비만 관리에 중요한 역할을 한다. 나아가 대장에서 장내유해물질 생성을 억제하며, 배설을 촉진하여 대장암을 예방한다. 뿐만 아니다. 섬유소는 콜레스테롤을 저하시켜 관상동맥질환 등의 심혈관질환을 예방해 주며,

당뇨병을 예방하고 치료하는 데도 중요한 역할을 한다.

현대사회에서 발생하고 있는 비만이나 변비, 대장암을 비롯하여 심혈관질환, 당뇨병 등의 폭발적인 증가는 섬유소의 중요성을 간과한 결과의 반증이다. 현대인의 성인질환은 도정기술의 발달과 더불어 섬유소가 배제된 밥상이 일반화되면서 발생한 것이라 해도 과언이 아니다. 도정기술의 발달이 사람들의 입맛을 변화시켰고, 부드럽고 달콤한 것에 익숙한 입맛이 밥을 보약이 아닌 독약으로 만들고 있다.

아이들의 평생 건강을 생각한다면 어릴 때부터 반드시 현미나 잡곡으로 지은 밥을 먹여야 한다. 아이들은 대부분 현미밥이나 잡곡밥을 좋아하지 않고, 엄마도 아이들이 거칠거칠한 현미밥을 소화시키기 어려울 것이라는 생각에 굳이 권하지 않는 것이 보통이지만, 식성도 소화력도 길들이기 나름이다. 어릴 때부터 현미밥이나 잡곡밥을 먹여버릇하면 아이들도 자연스럽게 담백한 음식을 좋아하게 되고, 장 또한 그런 음식을 소화시키기 좋은 상태로 개선된다.

소아당뇨 막으려면 밥상을 뒤집어라

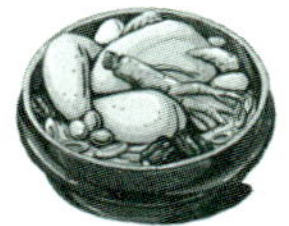

조선시대에만 해도 백미는 '어미御米'라 불리며 진상 물목에 올랐으니, 하얀 쌀밥은 왕을 비롯해 일부 양반들만이 먹을 수 있는 특별한 음식이었다. 그러나 그들이 달고 부드러운 밥맛을 음미하는 동안 백미는 조용히 그들의 생명을 단축시키고 있었다. 그 대표적인 예가 당뇨병이다. 『조선왕조실록』은 세종대왕이 소갈증으로 고생했다고 적고 있는데, 이 소갈증이란 것이 바로 당뇨병이다. 한 대학 연구팀이 발표한 결과를 보면, 세종은 35세 이후 당뇨 증상이 매우 심해 하루에 물을 한 동이 넘게 마셨고, 부종이나 감염증상도 자주 나타났다. 세종대왕이 한글창제 등 격무에 시달려 시력을 상실한 것으로 알려진 것 역시, 당뇨 합병증으로 실명에 이른 것으로 해석되고 있다

당뇨가 발생하는 원인과 과정

　백미가 대중화되기 시작한 것은 일제 강점기 때 탈곡기술이 들어오면서부터였다. 이후 경제발달과 더불어 백미는 일반 대중의 음식이 되었고, 1970년대 이후 섬유소가 배제된 가공식품이 증가하면서 췌장에 과부하가 쌓이기 시작했다. 흰 쌀밥이 직접적으로 당료를 일으키는 것은 아니지만, 이 같은 식생활 변화는 당뇨의 대중화로 이어졌고, 1990년대부터는 꾸준한 증가세를 보이고 있다. 특히 1997년에 비해 2002년의 당뇨 발병률이 41%나 증가했다는 발표가 있어 충격을 안겨 주고 있다. 가공식품의 폭발적인 증가 이후 30년 만에 당뇨 발병률이 급상승한 것은 당뇨가 나타나는 메커니즘을 반영한 것이라고 할 수 있다.

　사람이 생각하고 걷고 먹고 배설하는 것은 각각의 장기가 제대로 작동하고 있기 때문에 가능한 일이다. 각각의 장기는 기능과 모양은 각기 다르지만 모두 세포로 구성되어 있고, 세포 내에는 탄수화물, 단백질, 지방을 원료로 하여 에너지를 만드는 미토콘드리아라는 공장이 있다. 하지만 음식물에 들어 있는 탄수화물, 단백질, 지방을 그대로 에너지원으로 사용할 수는 없다. 자동차에 금방 시추한 원유를 주유할 수 없는 것과 마찬가지다. 석유를 연료로 사용하기 위해서는 정제과정을 통해 휘발유, 경유, 등유 등 각각의 용도에 맞게 재가공을 해야 하듯, 우리가 섭취한 음식물의 영양분 역시 세포가 필요로 하는 형태로 재가공 한다.

　우리가 섭취한 음식은 인체 내에서 입→위→소장→대장으로 이어지는 소화기관에서 소화효소와 연동운동을 통해서 잘게 부수고, 버릴 것은 버

리는 선택적인 정제과정을 거치게 된다. 에너지 공장에서 사용되는 연료
는 탄수화물을 정제한 포도당이다. 탄수화물은 소화과정을 통해 잘게 쪼
개져 포도당 형태로 소장에서 흡수되며, 포도당은 다시 혈액 속으로 녹아
들어 혈관을 따라 우리 몸 구석구석으로 이동 된다.

바로 이 포도당이 세포 내로 들어가서 미토콘드리아라는 에너지 공장의
연료로 사용되는데, 이때는 췌장에서 분비되는 인슐린의 도움이 필수적
이다. 그런데 이때 인슐린이 제 역할을 제대로 하지 못하거나 인슐린 분
비량 자체가 부족하면, 포도당이 세포 안으로 들어가지 못하고 혈액 내에
정체되게 된다. 결국 세포 안에는 포도당이 부족하고 운반통로인 혈액에
는 포도당이 많아지는데, 이것이 바로 당뇨인 것이다.

섬유소, 췌장을 지키는 비밀병기

정상적인 포도당의 흡수속도는 섬유소를 포함한 탄수화물을 소화시켜
포도당으로 만드는 속도라고 할 수 있다. 쉽게 말해, 탄수화물을 포도당
으로 만드는 소화효소의 작용을 섬유소가 적절히 조절해 주어야 포도당
의 흡수속도가 정상범위를 유지할 수 있다는 얘기다. 그런데 우리가 섭취
하는 대부분의 음식은 섬유소가 거의 배제된 것들이라 탄수화물이 소화
되어 포도당이 되고, 포도당이 혈액 내로 흡수되는 과정이 너무 빠르게
진행된다.

이렇게 혈액 내의 포도당이 급격히 많아지면 인체는 고혈당을 해소하기
위해 바쁘게 움직이기 시작한다. 그 첫 번째 작용으로 췌장에서 인슐린을

급속도로 짜내 세포 속으로 공급한다. 앞서 말한 것처럼, 혈액 내의 포도당이 세포 속으로 들어가려면 인슐린이 있어야 하기 때문이다. 하지만 포도당이 세포 속으로 들어가는 데는 한계가 있다. 세포 속에 들어가지 못하고 남은 포도당은 중성지방 형태로 바뀌어 지방세포를 찾아가게 된다.

이처럼 혈당을 잡기 위해 인슐린을 과잉 분비한 췌장은 급격히 피로해지게 된다. 이런 상황이 장기간 반복적으로 일어나면 인슐린 양을 늘리는 것만으로는 혈당을 잡을 수 없게 되고, 반복되는 과부하를 이기지 못한 췌장은 차츰 파괴되어 간다.

학자마다 조금씩 다르긴 하지만, 췌장의 기능이 60~70% 정도 파괴되어야 당뇨 증상이 나타나는 것으로 알려져 있다. 몸의 이상을 느끼고 병원을 찾아 당뇨 진단을 받게 되면 췌장의 기능은 이미 30~40%밖에 남아 있지 않다는 얘기다. 이렇게 손상된 췌장은 다시 회복되지 않는다. 당뇨를 평생 관리해야 하는 무거운 짐이라고 하는 것은 바로 이 때문이다.

50대 당뇨 막으려면 10대부터 밥상 관리

당뇨는 어느 날 갑자기 나타나는 병이 아니다. 청소년기, 청년기, 장년기를 거쳐 섬유소가 부족한 식사를 지속해 오는 동안 거듭된 췌장의 손상이 더 이상 손쓸 수 없는 지경에 이르러서야 나타나게 되는 것이다. 지난 30~40년 동안 섬유소가 배제된 가공식품을 집중적으로 섭취해 온 장년층에서 당뇨가 폭발적으로 증가하고 있는 것도 이와 같은 이유에서다.

특히 부모에게 당뇨가 있다면 자녀 역시 문제성 있는 식사를 함께 하고 있을 가능성이 높아 당뇨의 위협을 받고 있다고 보아야 한다. 당신이 방심하는 사이 자녀의 췌장이 이미 상당 부분 손상되었을지도 모른다고 생각하면 정말 아찔한 일이다. 도정된 쌀과 밀, 온갖 단음식에 익숙한 현대인은 식생활을 혁명적으로 바꾸지 않는 한 당뇨의 위협 앞에 속수무책일 수밖에 없다.

미국의 의학박사 이튼은 구석기시대 사람들은 하루에 77~120g의 섬유소를 섭취한 것으로 추정하고 있다. 이것은 현재 미국인이 섭취하는 양의 5~8배에 이른다. 우리나라도 상황은 크게 다르지 않아서, 당뇨의 예방과 치료를 위해서는 반드시 섬유소를 의식적으로 많이 섭취해야 한다.

섬유소 섭취를 늘리기 위해서는 무엇보다 도정된 곡류와 가공식품의 섭취를 줄여야 하며, 현미, 보리, 콩을 비롯한 잡곡을 최대한 많이 섭취해야 한다. 그 외에 다시마나 미역에도 섬유소가 많이 함유되어 있으며, 게나 새우 껍질에도 동물성 섬유소라고 할 수 있는 키토산이 풍부하다. 평소 과일과 채소를 두루 먹는 것이 무엇보다 중요하다.

식이섬유가 많은 식품(과일, 곡식, 야채)

통곡식류	현미, 율무, 보리, 콩, 옥수수, 귀리, 완두콩, 밤, 호두, 잣, 감자, 등
야채류	쑥갓, 미나리, 상추, 부추, 고사리,우엉, 샐러리, 숙주, 파슬리, 근대, 쑥, 무우말랭이, 씨래기나물, 양파, 양상추, 연근, 양배추, 토란, 당근, 열무, 부로콜리, 배추, 미나리, 깻잎
과일류	사과, 복숭아, 배, 딸기, 감, 살구, 바나나, 메론, 대추, 오렌지, 건포도, 자몽 등
해조류	김, 미역, 파래, 다시마, 톳 등
기타	버섯류, 구황작물, 차전자피, 한천, 함초, 게, 새우껍질 등

단 것 찾는 아이들은 성적 올리기 힘들다

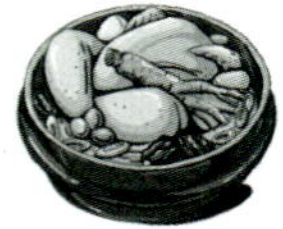

소를 관찰해 보면 하루 종일 아래턱을 천천히 움직이며 무언가를 씹어대는 것을 볼 수 있다. 따뜻한 햇살 아래 순한 눈을 껌뻑이며 입맛을 다시고 있는 것을 보면 졸린 듯도 하고 웃는 듯도 하여 행복해 보이기까지 한다. 소는 무엇을 하고 있을까? 짐작하다시피, 되새김질을 하고 있는 것이다. 되새김질이란 한번 먹은 먹이를 게워내 다시 씹는 것을 말하는데, 소나 양, 염소, 낙타 등이 되새김질을 하는 대표적인 동물이다.

이들 동물이 되새김질을 하는 표정은 대체로 비슷한데, 그것은 탄수화물의 단맛 때문이다. 소가 먹는 여물은 다당류로 이루어진 탄수화물 덩어리다. 소는 여물을 위장에서 탄수화물로 분해한 뒤, 다시 입으로 게워 올려 침과 섞어서 다시 씹는다. 이는 소의 독특한 소화과정 중 하나인데, 이

때 탄수화물이 주는 단맛 덕분에 나른하고 행복해 보이는 표정을 짓는 것이다.

탄수화물의 역습

탄수화물은 원래 달다. 종류에 따라 단맛의 정도는 각기 다르지만 모든 탄수화물은 기본적으로 단맛을 갖고 있다. 김이 모락모락 나는 하얀 쌀밥을 한 숟갈 떠서 입에 넣고 오물오물 씹고 있노라면 "달다!" 소리가 절로 나오는데, 이는 기분만이 아니라 실제로 탄수화물의 단맛이 느껴지기 때문이다. 또한 설탕이나 꿀은 그 자체로도 충분히 달지만, 떡에 찍어 먹으면 훨씬 더 강한 단맛이 느껴진다. 쌀이나 떡, 설탕, 꿀 모두 모양만 다를 뿐, 결국은 탄수화물의 일종인 것이다.

탄수화물은 단당류, 이당류, 다당류로 나뉜다. 그 구분은 탄수화물 입자의 크기와 최종 목적물인 포도당에 얼마나 가까운 상태인가를 기준으로 한다. 더 이상 분해가 필요 없는 포도당이나 과당fructose, 갈락토오스는 단당류에 속하고, 설탕, 맥아당, 유당 등 단당류 두 개가 결합된 형태인 이당류, 그 외 녹말(전분)과 섬유소로 구성된 것이 다당류다.

자연 상태로 존재하는 탄수화물은 90%가 다당류다. 인류는 70만 년 이상 탄수화물의 대부분을 다당류의 형태로 섭취해 왔다. 때문에 인체는 탄수화물로부터 포도당을 얻어내는 시스템을 다당류의 소화과정에 맞추어 구축해 왔다. 다당류를 소화시켜 포도당을 만들어 내는 데는 시간이 많이 걸리고, 포도당이 혈액 내로 흡수되는 시간 또한 그에 비례한다. 앞서 애기한 대로, 섬유소의 조절작용이 포도당이 혈액으로 유입되는 속도를 늦추는 것이다.

그런데 산업의 발달과 더불어 단당류와 이당류가 급격히 증가하게 되었다. 본디 다당류를 단당류나 이당류로 만들려면 인체 내에서 소화라는 과정을 거쳐야 하는데, 이제는 식품 가공공장이 그 역할을 대신하고 있는 것이다. 이렇게 화학적인 공정을 거쳐 쪼개진 다당류는 단당류, 이당류로 응축된 가공식품이 되어 인체로 공급된다. 다당류에 맞춰 설계되어 있던 인체로서는 생소한 일이 아닐 수 없다.

이렇게 낯선 탄수화물이 무차별적으로 유입되는 동안 인체의 과부하 수치는 수직으로 상승하게 된다. 다당류 섭취를 통한 포도당 생성 시스템에 맞춰져 있던 인체가 급격한 변화에 적응하지 못하고, 제대로 가동되지 못하는 상태가 되는 것이다.

저혈당과 고혈당의 악순환

단당류와 이당류의 과잉 섭취는 혈액 내 포도당의 수치를 급격히 상승시키고, 인체는 이 문제를 해결하기 위해 인슐린의 과잉 분비를 촉진하게 된다. 이러한 과정이 누적되어 췌장의 기능이 파괴되면 당뇨가 일어나는 것이다. 하지만 문제는 당뇨만이 아니다. 인슐린의 과잉 분비는 저혈당을 만들어내 인체 시스템을 비상체계로 운영하게 만든다.

인체는 고혈당을 그리 큰 문제로 인식하지 않는다. 단시간 내에 생명을 위협할 정도의 일은 아니라고 판단하기 때문이다. 때문에 고혈당은 상당기간 아무런 증상을 일으키지 않고 지속된다. 하지만 저혈당 상태가 되면 인체는 즉각적으로 비상사태를 선포한다. 저혈당은 곧 세포의 연료가 고 갈되었다는 뜻이므로 인체는 본능적으로 생명의 위협을 느끼고, 뇌에서 각종 자극 호르몬들을 분비시켜 부랴부랴 인체의 각 기관에 저장되어 있 던 포도당을 꺼내 혈당을 높이게 된다. 결국 고혈당이 저혈당을 부르고, 저혈당이 다시 고혈당을 부르는 악순환의 고리가 형성되는 것이다.

난폭하고 산만한 아이, 군것질이 문제다

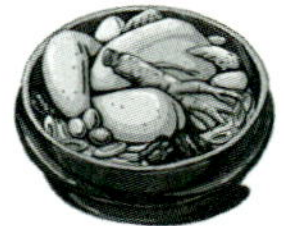

　과자나 사탕, 아이스크림, 청량음료 같은 설탕 성분이 가득한 가공식품 앞에서 자제력을 발휘할 수 있는 아이는 많지 않다. 그렇기 때문에 아이들은 저혈당 증상을 체험할 가능성이 성인보다 훨씬 높다.

　저혈당이라 하면 흔히 인슐린 주사를 맞는 당뇨 환자에게서 발생하는 증상 정도로 알려져 있지만, 가공식품을 많이 먹으면 누구나 저혈당에 빠질 수 있다. 급속히 증가된 혈당에 맞추어 과잉 분비된 인슐린이 혈액 내의 포도당 수치를 낮추기 위해 바쁘게 움직이다 보면 항상 일정 수준을 유지해야 하는 혈액 내 포도당까지 모두 세포 속으로 밀어 넣어 버리는 일이 벌어지기 때문이다.

　영국의 과학자들은 그들이 각 나라에서 각기 다른 인종들을 대상으로 한 연구에서 설탕 섭취가 신체기능 저하와 밀접한 관련이 있다는 것을 밝혀냈다. 그들은 정제설탕은 밀가루보다 여덟 배가 농축되었으니 여덟 배나 자연스럽지 못하고 아마도 여덟 배 정도 위험할 것이라 표현했다.

아이를 변덕쟁이로 만드는 가공식품

저혈당에 빠진 사람은 불안하고 짜증스러운 기분을 느끼게 되고, 별것 아닌 일에도 쉽게 흥분하고 분노한다. 심해지면 우울증과 무기력 증상에 사로잡히게 된다. 이 같은 상황을 감지한 인체는 계속해서 단 것을 먹으라는 명령을 내리게 된다. 어떻게든 혈당을 끌어올려야 한다고 판단한 것이다.

그러나 이럴 때 찾는 단 음식 역시 단당류와 이당류로 가득한 가공식품으로, 다시 혈당을 수직으로 상승시키는 역할을 하게 된다. 이렇게 해서 순간적으로 혈당이 높아지면 뇌는 기분을 좋게 하는 세로토닌이란 물질을 만들어내 안정되고 편안한 기분을 느끼게 해준다. 그러나 이것도 잠시, 고혈당은 다시 과잉된 인슐린 분비를 촉진하고, 과잉 분비된 인슐린은 인슐린 본연의 기능에 맞게 혈액 안에 있는 혈당을 순식간에 세포 속으로 밀어 넣어 버려 결국 다시 혈액 내 혈당이 부족해지는 저혈당에 빠져 비상사태를 선포하게 된다. 결국 혈당의 롤러코스터 현상이 일어나면서 기분까지 롤러코스터를 타게 되는 것이다.

기분 변화나 감정의 기복이 너무 심해서 교우관계에 어려움을 겪는 아이들을 관찰해 보면 각종 탄산음료나 과자, 초콜릿, 아이스크림 같은 가공식품을 입에 달고 사는 경우가 많다. 이런 아이들이 바로 혈당의 롤러코스터를 타고 있는 것이라고 보면 크게 틀리지 않다. 흔히 단 것을 먹으면 기분이 좋아진다고 알고 있지만, 그 효과는 짧은 반면 후유증은 심각하다.

집중력을 저하시키는 단맛

저혈당은 아이들의 집중력을 떨어뜨리고 성격을 난폭하게 만든다. 이 같은 증상은 공부에 집중하고 대인관계의 기틀을 잡아가야 하는 성장기 아이들에겐 치명적인 문제를 야기한다. 영국에서 이루어진 한 임상실험에 따르면, 가공식품의 섭취가 많았던 저소득층 맞벌이 가정의 아이들은 또래의 다른 아이들에 비해 집중력이 낮고 난폭한 성향을 갖고 있었다고 한다.

미국에서 시행한 한 연구 역시, 교도소에 수감된 10대 청소년들은 혈당치가 극히 낮았고, 이들이 선호하던 가공식품은 설탕 함량이 엄청 높았다고 한다. 그래서 이들이 섭취하는 단 음식을 통제한 결과, 재범의 빈도가 70% 가까이 줄었다고 한다.

이들 연구 결과는 모두 설탕이 가득 든 가공식품의 위험성을 경고하고 있다. 음식을 잘못 선택한 것만으로도 아이들이 저혈당에 빠질 수 있으며, 그로 인해 기분과 정서상태가 악화되어 산만하고 공격적이며 폭력적인 아이로 변해갈 수 있다. 집중력 싸움이라 할 수 있는 공부는 특히 그렇다. 아이가 수시로 변덕을 부리고 집중력이 떨어져 공부에 집중하지 못한다면 아이가 먹는 음식부터 점검해 보아야 한다. 단맛의 함정에 빠지면 성적향상은 기대하기 어렵다.

왜 그렇게 아침밥에 연연하는가

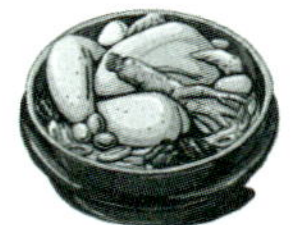

많은 엄마들이 아이가 아침을 거르고 학교에 가는 것을 걱정한다. 심지어는 화를 내면서까지 아침밥을 강요한다. 아침밥을 먹어야 두뇌에 영양이 공급되어 집중력이 높아진다는 몇몇 캠페인이 만들어낸 고정관념 때문이다. 또 밤새 아무것도 먹지 않아 뱃속이 비어 있는 상태에서 위산이 분비되면 금방 위장병에라도 걸릴 것처럼 걱정하고 잔소리를 늘어놓는다. 하지만 실제로 우리 몸속에서는 그 반대의 일이 벌어진다.

포만감 높아질수록 집중력은 낮아진다

인체는 음식물이 들어오면 그것을 소화시키기 위해 분주하게 움직이기 시작한다. 결과적으로 뇌를 돌리는 데 필요한 혈액이 위와 장 쪽으로 몰리게 되어 집중력은 떨어지고 몸은 나른해진다. 때문에 아침을 배불리 먹는 것은 이른 아침부터 수업을 들어야 하는 학생들에게 부담으로 작용할 가능성이 높다. 아침에는 탄수화물이나 단백질을 공급해 주어야 뇌 활동이 활발해진다는 생각은 선입견에 불과하다는 얘기다.

아침을 걸렀을 때 문제가 되는 것은 오히려 점심 폭식이다. 너무 허기가 진 상태에서 밥상 앞에 앉으면 포만감을 느낄 겨를도 없이 허겁지겁 음식을 먹게 되기 때문에 적정량을 초과해 필요 이상으로 많이 먹게 된다. 때문에 아침에는 허기를 면할 정도로 가볍게 먹는 것이 가장 좋다. 한국 사람이라면 당연히 하루 세끼 밥을 먹어야 한다는 생각에서 벗어나는 것이 몸을 가볍고 건강하게 만드는 비결이다.

우리가 하루 세 끼를 꼬박꼬박 챙겨 먹을 수 있게 된 것은 채 50년이 되지 않았다. 한 끼라도 거르면 영양실조에 걸릴 것처럼 안달하지만 인체의 시스템은 오히려 음식물이 적게 들어오는 쪽에 맞추어져 있다. 현대인들이 앓는 거의 모든 질병은 영양 과잉에서 시작된다고 해도 과언이 아니다. 고혈압이나 당뇨, 암, 류머티즘 등의 자가면역질환, 온갖 알레르기 질환은 대부분 넘쳐나는 영양이 독으로 작용해서 발생하는 것들이다.

칼로리는 낮추고 비타민과 미네랄은 높여라

노화와 질병에 대한 수많은 이론들이 공통적으로 제시하는 원칙 중에 하나는 적게 먹는 쪽이 많이 먹는 쪽보다 건강하게 오래 산다는 것이다. 동물을 대상으로 한 노화와 질병에 관한 대부분의 임상실험도 충분히 먹인 그룹과 절식(소식)을 한 그룹 중 절식을 한 그룹에서 질병의 발생과 진행이 감소하고 수명은 증가한다고 보고하고 있다.

사람도 마찬가지다. 건강하게 장수하는 사람들은 공통적으로 소식을 해왔다고 밝히고 있다. 현대인은 너무 많이 먹고 있다. 건강을 유지하고 향상시키기 위해서는 어떻게든 적게 먹어야 한다. 특히 자녀가 평생 건강하게 살아가기를 바란다면 성장기 때부터 소식하는 습관을 만들어 주어야 한다.

소식이라 해도 아침부터 우유, 토스트, 빵 등의 고칼로리 음식을 먹는 것은 지양해야 한다. 아침은 엄마가 직접 만들어 주는 주스 한 잔이면 충분하다. 내 경우를 예로 들자면, 나는 아침마다 복분자 한 숟갈, 당근 반 개, 토마토 한 개를 적당한 크기로 잘라 믹서에 넣고 물을 약간 부어서 갈아 마신다. 이 정도만으로도 공복은 충분히 해소되고, 점심시간이 다가오면 적당히 시장기가 느껴져 식사를 기분 좋게 할 수 있다.

적당한 공복이 최적의 인체리듬을 되살린다

수많은 사람들이 단식을 통해서 건강을 되찾고 있다. 흔히 저녁을 먹고 난 뒤 아침을 거르면 점심때까지 12~15시간 동안 단식을 하게 되어 위나 장에 문제가 생기지 않느냐고 반문하지만, 그 정도의 공복은 굶주림이 아니라 치료적 관점에서도 매우 유용한 식이요법이라고 할 수 있다. 인체가 아침 공복의 속 쓰림이나 복통에 적응하는 데는 그리 많은 시간이 걸리지 않는다. 식사를 규칙적으로 하기만 한다면 인체는 주어진 조건 내에서 최적의 사이클을 찾아가게 되어 있다.

무엇보다 좋은 점은, 인체는 공복시간이 길어지면 소화와 흡수에 필요한 에너지를 인체의 자정작용에 사용하기 시작한다는 것이다. 몸속에 축적된 독소를 체외로 배출시키고 과잉 저장된 영양소를 사용하여 인체를 가동한다. 이 같은 작용이 원활하게 이루어지면 인체는 면역력이 향상되고 활동력도 좋아진다. 이는 집중력과 지구력을 필요로 하는 학생들에게는 최고의 선물이라고 할 수 있다.

문제는 "아이가 집에서 아침 한 끼 먹는데, 뭐라도 제대로 해먹이고 싶어서……"라며 고지방, 고칼로리 음식으로 밥상을 차리는 엄마들이다. 하지만 생각을 바꿔 아침 한 끼라도 섬유질과 비타민, 미네랄로 채워 보겠다고 다짐하면 엄마도, 아이도 한결 여유롭고 건강한 아침시간을 가질 수 있다.

아이의 건강을 해치는 엄마들의 착각

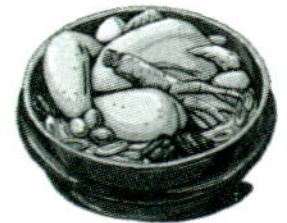

잔병치레가 많아 병원에 자주 오는 아이들을 관찰해 보면 군것질을 입에 달고 사는 아이들이 많다. 이 아이들의 부모는 대개 "아무것도 안 먹는 것보다 그나마 과자라도 먹는 게 낫지 않나요?" 하는 황당한 반응을 보이곤 한다. "웬만하면 안 먹이려고 하는데, 애가 고집을 부리면 꺾을 수가 없어서……"라는 부모는 그나마 나은 편이다. 하지만 이들은 아이가 즐겨 먹는 달콤한 간식들이 건강을 얼마나 해치고 있는지 제대로 깨닫지 못하고 있다.

백혈구를 죽이는 무서운 설탕

아이들이 좋아하는 달콤한 간식은 단당류와 이당류 덩어리다. 이들 가공식품은 섭취하는 즉시 혈당을 상승시키고, 상승된 혈당은 면역세포의 기능을 떨어뜨려 아이들을 감염질환에 무방비로 노출시킨다. 얼마 전, 고려대 안산병원에서 시행한 백혈구 관찰 실험은 그 같은 변화를 직접적으로 보여 주었다. 평소 포도상구균을 문제없이 잡아먹던 백혈구가 설탕을 섭취한 후 그 기능이 현저히 떨어져 세균을 제대로 잡아먹지 못하는 모습을 보인 것이다.

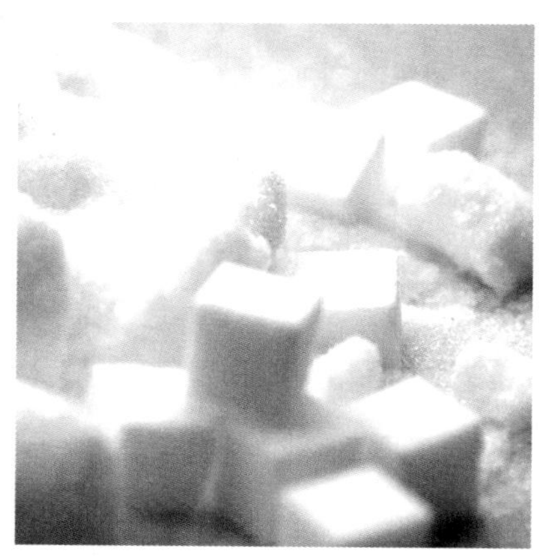

설탕을 기준치 이상으로 먹는 것만으로도 인체의 면역기능이 눈에 띄게 저하된다.

국내의 한 방송에서 이루어진 실험도 설탕의 폐해를 여실히 보여 주었다. 평소 설탕을 많이 섭취하는 사람은 혈액 내 백혈구의 수가 감소되어 있었으며, 현대인의 1일 평균 섭취량인 100g의 설탕을 먹는 것만으로도 혈액 내 백혈구의 기능이 6배가량 떨어졌다. 단지 설탕을 기준치 이상으로 먹는 것만으로도 인체의 면역기능이 눈에 띄게 저하된다는 경각심을 불러일으키기 위한 실험이었다.

더욱 두려운 일은, 이 같은 면역 억제작용은 설탕 섭취 30분 후에 바로 나타나, 그로부터 5시간이나 지속된다는 것이다. 그러니 하루에도 몇 번씩 가공식품을 먹는 아이들이 감기를 달고 사는 것은 당연한 일일지도 모른다. 달콤한 간식 속에 숨어 있던 설탕이 아이들의 백혈구를 죽이고 있다.

아이를 바보로 만드는 달콤한 간식

흔히 단 것을 많이 먹으면 입맛이 없다고들 한다. 맞는 얘기다. 하지만 그 이유까지 정확히 알고 있는 사람은 몇 안 되는 것 같다. 왜 그럴까? 대답은 "배가 불러서?", "입이 달아서?", "혀가 깔깔해서?"라는 식의 단순한 반문이 거의 전부다.

정답은 이렇다. 설탕이 함유되어 있는 가공식품을 섭취하면 혈당이 급격히 상승하게 되고, 고혈당 상태가 되면 뇌는 세포를 가동하기 위한 연료가 충분히 확보되었다고 판단하게 된다. 그러면 음식을 섭취하라는 신호를 더 이상 보내지 않게 되니 식욕을 느끼지 못하는 것이다. 달콤한 간식이 아이들의 건강을 해치는 또 다른 이유가 여기에 있다. 가공식품을 통한 설탕의 섭취는 아이들의 입맛을 떨어뜨려 밥과 반찬을 통해 얻어야 하는 다양한 비타민과 미네랄의 섭취 기회를 빼앗아 면역세포의 기능을 떨어뜨린다. 결국 아이들은 달콤한 군것질에 대한 욕구 때문에 면역기능을 두 번, 세 번 포기하는 셈이 되는 것이다.

시험 잘 봤다고 아이스크림 사주고, 공부 잘 하라고 초콜릿을 쥐어 보내는 행동은 장기적으로 아이의 공부를 망치는 것이다. 심부름 잘 해주면 사탕 하나, 동생 잘 돌보면 과자 한 봉지, 이 또한 길게 보면 아이의 성격을 망치는 지름길이다. 그리고 아이가 도통 밥을 안 먹으려 드니 과자라도 먹어야 하지 않겠냐고 반문하는 것 또한 아이의 성장과 건강을 망치는 발상이다.

규칙적으로 제공하는 달콤한 간식만으로도 아이의 건강은 물론 성적과 성격, 성장까지 방해를 받을 수 있다는 것을 기억한다면 아이가 들고 있는 과자봉지를 무심히 지나치지는 못할 것이다.

보이지 않는 설탕을 조심해라

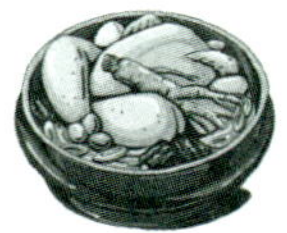

현대인들은 날마다 100g 이상의 설탕을 섭취하고 있다고 한다. 100g이라면 금방 감이 안 올 테지만, 흔히 쓰는 찻숟갈로 약 25스푼에 해당되는 양이라고 한다면 절대 그럴 리 없다는 표정으로 고개를 흔들 것이다.

그럼 우리가 하루에 섭취하는 설탕의 양을 한번 계산해 보자. 커피 한 잔 마실 때마다 두 스푼씩 넣으니까, 하루에 세 잔씩 마신다고 해도 총 여섯 스푼, 음식에 설탕이 들어간다고 해도 세 끼 다 해봤자 한두 스푼, 아무리 많아도 하루에 10스푼 넘을 일은 없을 것 같다. 하지만 당신이 단 것을 별로 즐기지 않는 편이라 해도 설탕은 항상 당신 주변을 서성이고 있다.

점심 때 먹은 샐러드 위에 뿌려져 있던 토마토케첩, 오후에 간식으로 먹은 떡볶이, 저녁에 먹은 양념갈비 속에도 설탕은 숨어 있다. 눈에 보이는 하얀 설탕만 경계하면 된다고 생각해 온 당신은 설탕의 속임수에 고스란히 넘어가고 있는 것이다. 현대인은 눈에 보이는 설탕보다 눈에 보이지 않는 설탕을 훨씬 더 많이 섭취하고 있다.

떠먹는 요구르트 하나만 먹어도 설탕 허용치 초과

아이와 함께 마트에 가면 아이에게 꼭 먹고 싶은 것 다섯 가지만 고르게 해보라. 아이는 신이 나서 마트 안을 휘젓고 다닐 것이고, 고민 끝에 다섯 가지 식품을 골라 카트에 담을 것이다. 아이가 골라온 것들을 살펴보라. 혹시 사과나 셀러리 같은 것을 골라온 아이가 있는가? 백이면 백, 그럴 일은 절대 없다. 아이들이 집어 드는 것은 과자, 청량음료, 아이스크림, 시리얼 같이 단 것들이 대부분이다.

가공식품에는 상상을 초월할 만큼 많은 양의 설탕이 들어가 있다. 양의 차이는 있을지라도, 설탕이 전혀 안 들어간 가공식품은 없다. 설탕은 중독성을 일으키기 때문에 기업은 매출증대를 위해서라도 가공식품을 더 달게 만들어 내고, 아이들은 점점 단맛에 길들여져 간다.

오렌지주스 한 잔에 각설탕 6개 분량의 당이 녹아 있고, 콜라 한 캔에는 각설탕 10개 분량의 당이 녹아 있다. 아이가 그만큼의 설탕을 직접 먹으려 든다면 엄마는 기겁을 하고 달려들어 말리겠지만 이렇게 실체를 숨긴 채 아이들을 잠식해 가는 설탕에 대해서는 속수무책인 경우가 대부분이다. 극단적으로 말하자면 엄마의 방치가 아이를 설탕 중독으로 내몰 수도 있다는 얘기다.

설탕의 하루 섭취 권장량은 체중 1kg당 0.5g이다. 자녀의 체중이 40kg
이라면 하루에 설탕을 20gg 이상 섭취하는 것은 곤란하다. 아이에 대한
설탕 허용치가 20g이라고 할 때, 당신은 아이에게 어떤 과자나 음료도 먹
여서는 안 된다. 시리얼 한 접시, 심지어는 떠먹는 요구르트 하나만 먹어
도 이미 허용치를 초과하기 때문이다.

거의 모든 아이들이 하루 한 끼 이상을 밖에서 먹고 있다. 엄마가 통제
할 수 없는 곳에서 갖가지 간식에 손을 댄다는 것이다. 하루에 설탕 100g
먹는 것은 그리 어려운 일도 아니다. 특히 아이들은 가공식품에 대한 경
계심이 낮아서 미처 가공식품이라고 인지조차 못한 채 먹게 된다. 하루
세끼를 모두 집에서, 엄격한 기준 아래 만들어 먹이지 않는 이상, 당신의
아이도 결코 설탕 중독으로부터 안전하다고 말할 수 없다.

니코틴, 알코올 중독보다 무서운 설탕 중독

『슈거 블루스 Sugar Blues』의 저자 윌리엄 더프티는 자신의 책에서 설탕을
니코틴이나 헤로인 이상으로 중독성이 강한 '우리 세대 제1의 살인물질'로
규정하고 있다. 그는 자신이 설탕을 먹지 않은 지 48시간 후 마약 금단증
상과 비슷한 엄청난 편두통과 메스꺼움을 겪었다고 소개하고 있다.

우리 아이들은 출생 직후, 분유를 통해 설탕을 접하게 된다. 신생아나 영
유아기 아이들을 위한 분유나 두유, 이유식 등을 직접 먹어 보면 생각보다
단맛이 강한 것에 깜짝 놀라게 될 것이다. 이후 아이들은 성장기를 거치면

서 수없이 많은 탄산음료와 과자, 각종 가공식품을 먹게 되는데, 그 사이에 차츰 단맛에 길들여지고, 자기도 모르게 설탕 중독에 빠지게 된다.

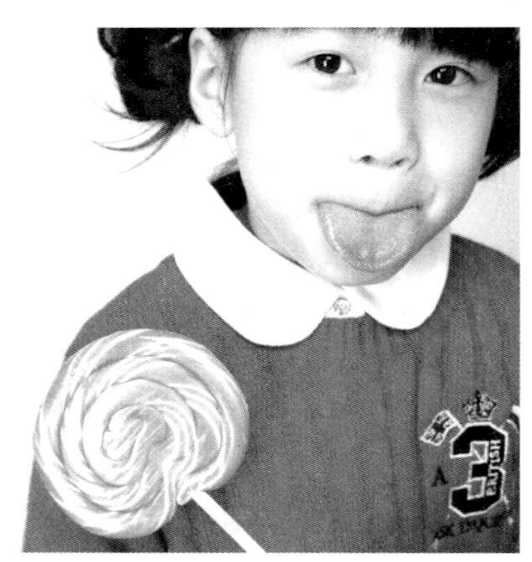

설탕 중독은 화학적 중독으로 이어져, 혈당의 롤러코스터를 야기하고 아이들의 뇌에 치명상을 입힌다.

설탕 중독은 화학적 중독으로 이어져, 혈당의 롤러코스터를 야기하고 아이들의 뇌에 치명상을 입힌다. 설탕 중독의 무서움을 보여주는 연구사례는 얼마든지 찾을 수 있다. 세계 각국의 학자들이 수많은 동물실험을 통해 단맛이 내재성 아편을 분비시킨다는 사실을 밝혀냈다. 단맛에 익숙해져 있는 쥐들이 과식 상태에서도 단 음료를 먹기 위해 안달하는 모습을 보면 누구나 '설탕을 계속 먹어도 될까' 하는 두려움에 사로잡히게 된다. 인체 실험 결과도 크게 다르지 않다. 평소에 단 음식에 과다 노출된 사람들에게 단 음식을 주면 뇌의 쾌락중추가 점점 더 활성화되어 더욱더 단 음식을 찾게 되는 중독 증상이 나타난다.

알코올 중독이나 마약 중독, 니코틴 중독이 얼마나 무서운 결과를 만들어내는지, 또 그것을 이겨내는 것이 얼마나 힘든 일인지는 충분히 들어 알고 있을 것이다. 설탕 중독도 똑같다. 어떻게든 아이들에게 설탕을 적게 먹이려고 의식적으로 노력하지 않는 한, 당신은 아이의 뇌가 설탕이 주는 달콤함에 젖어 병들고 망가져 가는 과정을 지켜보게 될 것이다.

인기 간식 속에 들어 있는 설탕의 양

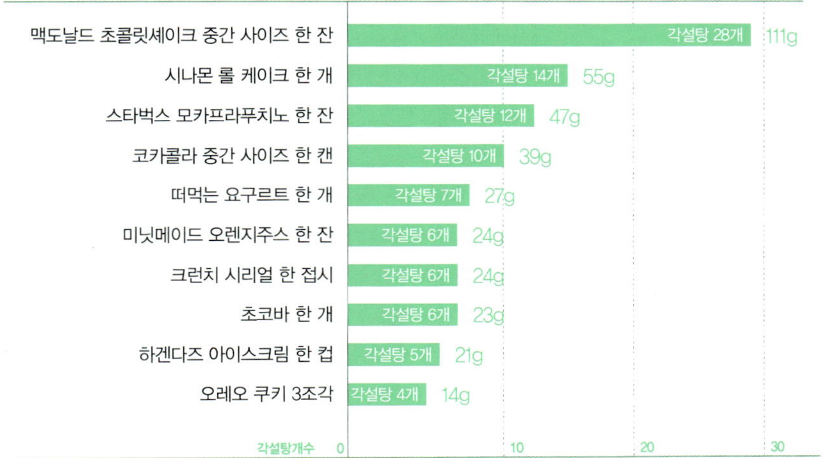

Part 2

고기를 먹으면
튼튼해질까?

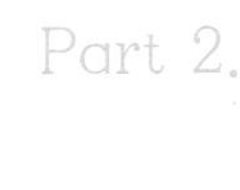

아이를 크고 강하게 키우기 위해 선택하는 음식이 바로 고기와 유제품이다. 하지만 아이들이 먹은 고기는 결국 아이들을 공격하는 화살이 된다. 동물성 단백질을 무차별하게 섭취하는 동안 아이들의 뼈는 더욱 약해지고 과잉 섭취된 단백질은 아이들을 무시무시한 질병으로 인도한다. 아이를 덩치만 큰 속 빈 강정으로 만들고 싶지 않거든 하루 빨리 동물성 단백질에 대한 허상에서 벗어나야 한다.

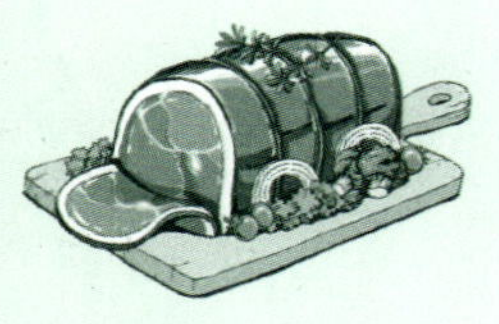 Part 2.

채식하는 아이들은 아이큐가 높다

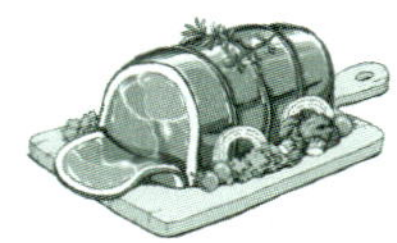

아이가 젖을 떼고 이유식을 시작하는 순간부터 엄마들의 고민은 시작된다. 끼니때마다 다양한 이유식을 만들어 먹이는 것도 힘든 일이지만, 아이에게 어떤 식품을 먹여야 성장과 두뇌 발달에 도움이 될지 정확한 가이드라인이 없기 때문이다.

그중에서도 엄마들이 가장 걱정하는 것은 동물성 단백질의 섭취 여부다. 아이들이 고기를 아예 거부하거나 지나치게 고기에 집착하는 경우가 많기 때문이다. 아이가 고기를 안 먹는 집 엄마는 우리 아이가 또래보다 늦자라거나 두뇌 발달이 뒤떨어지면 어쩌나 걱정하고, 반대로 아이가 고기를 너무 좋아하는 집 엄마는 소아비만이 걱정이다.

특히 아이에게 고기를 먹이려는 엄마들의 노력은 필사적이다. 요즘은 키가 중요한 경쟁력의 하나이고, 키를 키우기 위해서는 동물성 단백질을 섭취해야 한다는 믿음 때문이다.

우유나 고기 안 먹어도 성장에는 문제없다

과거 채식 위주의 식사를 인정하지 않았던 미국영양학회 American Dietetic Association가 이제는 모든 연령에서 채식 위주의 식사를 지지하고 있다. 심지어 이유기의 아이들조차 채식 식단만으로도 건강하고 똑똑하게 자라는 데 충분한 영양소를 공급받을 수 있다고 밝히고 있어 큰 반향을 불러 일으키고 있다.

미국영양학회의 이 같은 입장은 '우리 아이에게 우유나 고기를 먹이지 않으면 혹시나 성장과 발달에 문제가 생기는 것은 아닐까' 걱정하는 엄마들의 우려를 시원스레 해소해 준다. 실제로 많은 연구 결과가 아이들이 엄마 젖을 뗀 후 동물성 단백질을 전혀 섭취하지 않아도 곡류나 채소를 통해 성장과 발달에 충분한 영양소를 공급받을 수 있음을 증명하고 있다. 엄마들이 가장 걱정하는 단백질은 채식만으로도 하루 권장량의 2배 이상 섭취할 수 있다.

명망 있는 의학저널 『소아과학 Pediatrics』에 발표된 연구 결과를 하나 살펴보자. 미국 테네시 주에 있는 어린이 404명에게 채식 위주의 식사를 하게한 후 보통의 식사를 한 같은 동네 어린이들과 비교한 결과, 성장에 있어서 차이를 보이지 않았다. 다만, 1~3세의 아이들은 평균에 비해 약간 작았는데, 그들이 10세가 되던 해에 키와 몸무게 모두 평균치를 회복해 채식으로 인한 불안감을 불식시켰다.

물론, 아직 소화기관이 완벽하게 발달하지 않은 돌 이전의 아이에게 모유나 분유 수유를 완전히 끊은 채 오로지 곡류와 채소만을 이유식으로 제공하면 단백질 부족이 올 수 있다. 또한 설탕과 기름에 튀긴 가공식품과 청량음료를 즐겨 먹는 아이들, 오로지 과일만으로 식사를 하는 아이들의 경우 단백질이 부족할 수 있다. 하지만 고기를 먹지 않고 양질의 식물성 단백질을 섭취해도 성장이 더디거나 방해받는 일은 없다.

아이큐를 높이는 것은 채소다

영국의 사우스 햄프턴 대학에서는 10세 때 아이큐를 측정한 30세의 남녀 8,000명을 대상으로 지능과 채식의 관계를 연구한 적이 있다. 이 연구팀의 수석 과학자인 캐더린 길 박사는 "10세 때 지능이 높았던 사람은 30세가 되었을 때도 여전히 높은 지능을 유지하고 있었으며, 그들은 지능이 낮은 사람들에 비해 채식인이 될 가능성이 높다"고 밝혀, 아이큐와 채식 사이에 유의미한 연관성이 있음을 시사했다.

보스턴에 거주하는 28명의 아동을 대상으로 한 연구 결과에서도, 그들이 섭취하는 채식 위주의 식사는 칼슘과 철이 약간 부족한 것을 제외하면 모든 영양소와 열량 섭취가 권장량을 충분히 만족시키고 있었으며, 그들의 지능 또한 채식 위주의 식사를 하지 않았던 다른 아이들에 비해 상당히 높게 측정되었다.

실험에 참가한 28명의 아이들의 평균 아이큐 측정값은 115.8이었는데,

 전문가에 의해 측정된 아이큐는 우리가 흔히 학교에서 측정하는 간이 아이큐 검사와는 다르다. 전문 아이큐 검사는 연령에 따라 평균값을 100으로 엄격히 맞추기 때문에 대부분의 사람들은 지능이 100보다 약간 작거나 큰 값으로 측정된다. 여기서 115.8이나 119.3이라는 측정값이 나왔다는 것은 주목할 만한 일이다.

1980년에 미국영양학회지에 발표된 연구 결과에서도 완전 채식을 한 아이들이 그렇지 않았던 아이들에 비해 아이큐가 평균 19점 이상 높게 나타났다. 고기를 먹어야 뇌가 발달하고 인지기능이 향상된다는 믿음은 완전히 잘못된 것일뿐더러 아예 반대로 알려져 있었던 셈이다.

고기는 아이들을 지치게 한다

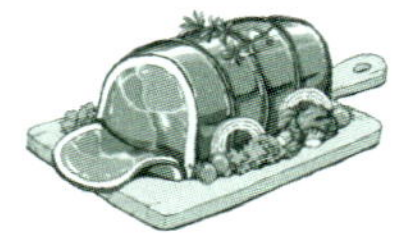

공부를 잘 하려면 체력이 뒷받침되어야 한다. 10대는 한창 성장해야 할 시기여서 영양 공급이 매우 중요하다. 시쳇말로 돌도 소화시키는 때이니만큼 잘 먹이는 게 무엇보다 중요하다. 그런데 아이들을 잘 먹이라고 하면 대부분의 부모가 고기를 떠올린다. 채소나 과일이 가득한 푸릇푸릇한 밥상을 보양식이라고 생각하는 사람은 거의 없다. 백이면 백, 사람은 갈비, 삼계탕, 곰탕, 오리백숙 같은 고기를 먹어야 원기를 보충할 수 있고, 특히 성장기 아이들에게는 국물을 진하게 우려낸 탕 종류를 많이 먹여야 아이들이 건강하고 똑똑하게 자란다고 생각한다.

하지만 이런 생각은 잘못된 고정관념이다. 육식에 대한 선호는 고기가 절대적으로 부족했던 시절 인간의 유전자에 새겨진 고기에 대한 욕구가 발동하는 것일 뿐이다. 있는 그대로 얘기하자면, 우리가 기대하는 것과 달리, 고기는 오히려 아이들을 지치게 하고 피곤하게 만드는 음식이다. 고기를 먹었을 때, 그리고 채소를 먹었을 때 인체가 어떻게 반응하는지를 알게 되면 그동안 우리가 얼마나 그릇된 고정관념 속에서 지내 왔는지 알게 될 것이다.

고기를 먹어야 힘을 쓴다고?

많은 사람들이 고기를 먹어야 힘을 쓸 수 있고, 고기를 먹지 않으면 영양적으로 문제가 생겨서 비쩍 마르거나 허약한 사람이 될 것이라고 생각한다. 그러니 아이가 딱히 고기를 원하지 않아도 "고기 먹은 지 너무 오래됐어" 하며 일부러 고기반찬을 마련하는 것이 보통의 엄마들이다. 아이가 체력이 딸려 공부를 못 할까봐 걱정하는 것이다.

세계 최고의 기량을 자랑하는 운동선수 중에는 채식주의자가 생각보다 많다. 고기뿐만 아니라 유제품과 달걀, 생선까지 전혀 입에 대지 않는 선수도 적지 않다. 그렇다면 그들의 몸에서 뿜어져 나오는 폭발적인 힘은 무엇으로 설명할 것인가.

몇 명만 예로 들어보자. 윔블던 대회 9관왕에 빛나는 테니스선수 나브라 틸로바, '나비처럼 날아서 벌처럼 쏘아라'라는 전설적인 명언을 남긴 권투선수 무하마드 알리, 4번의 올림픽에서 무려 9개의 금메달을 따낸 인간탄환 칼 루이스, 철인경기 6관왕의 위업을 달성한 데이빗 스콧, 올림픽 2관왕을 거머쥔 허들의 제왕 에드윈 모제스는 유명한 채식주의자들이다.

이중 칼 루이스는 육상선수로는 환갑으로 치부되는 35세에 애틀랜타 올림픽 멀리뛰기에서 금메달을 딴 후 다음과 같은 말을 남겼다.

"나는 육상선수로서의 몸을 유지하기 위해 끊임없이 노력했다. 특히 고기를 먹지 않고 채식으로 바꿨던 것이 효과적이었다."

지구력을 키워 주는 식물성 단백질

채식이 근력과 지구력을 향상시킨다는 연구는 얼마든지 있다. 그중 몇 가지만 살펴보면, 미국 예일대학 생화학과 교수인 러셀 박사는 채식 위주로 식사한 사람이 육식 위주로 식사한 사람들에 비해서 오히려 지구력이 더 뛰어나다는 것을 임상실험을 통해 증명해 보였다.

그는 두 손을 앞으로 뻗어 오래 버티는 간단한 실험만으로 채식의 우수성을 단적으로 보여주었다. 실험 결과, 고기 위주의 식사를 한 사람들은 단 10분도 버거워했지만, 채식 위주의 식사를 한 사람들은 평균 89분을 버텨냈다. 또한 제자리에서 앉았다 일어났다 하는 운동의 반복 역시 채식을 위주로 하는 사람들이 훨씬 많이 했다. 예일대 어빙피셔 교수도 비슷한 실험을 한 적이 있는데, 그의 실험 결과 역시 비슷했다. 그는 채식을 하는 운동선수는 고기를 먹는 운동선수에 비해 지구력이 2배 이상 높았다고 밝히고 있다.

덴마크에서 이루어진 실험은 더 놀라운 결과를 보여준다. 앞의 실험들이 채식을 하는 그룹과 육식을 하는 그룹으로 나누어 임상실험을 진행한데 반해, 덴마크의 연구진은 동일한 남성들에게 음식을 바꾸어 공급하면서 헬스용 자전거를 타게 했다. 이 실험은 매우 단순하면서도 음식이 힘과 지구력에 어떤 영향을 미치는지를 단적으로 보여주었다.

제1단계, 참가자들은 일정 기간 동안 고기와 채소를 함께 먹으며 자전거를 탔다. 이들은 평균 114분 동안 자전거 페달을 밟았다. 2단계에 이르러 이들은 고기와 우유, 달걀을 중심으로 한 고단백질 음식을 공급받았고, 결과는 평균 57분으로 줄어들었다. 놀라운 결과는 3단계에서 나왔다. 이들에게 동물성 단백질을 완전히 제외한 채식만을 먹게 한 뒤 같은 강도의 운동을 하게 했더니, 평균 167분이라는 엄청난 기록이 수립되었다. 육식 위주의 식사를 하게 한 2단계 기록의 3배에 달하는 결과였다.

이 같은 실험 결과들은 '고기를 먹어야 힘을 쓴다'거나 '고기를 먹지 않으면 성장에 문제가 있을 것'이라는 믿음이 얼마나 잘못된 것인지 깨닫게 해준다. 고기를 먹여야 아이들이 쑥쑥 크고, 지치지 않고 공부에 매진할 수 있을 것이라는 고정관념도 마찬가지다. 고기를 먹는다고 해서 기운이 불끈 나거나 체력이 강화되는 것은 아니다. 좀 더 정확히 얘기하자면, 고기는 오히려 아이들을 피곤하게 만든다. 인체 설계의 관점에서 볼 때 동물성 단백질은 이미 과잉 상태에 이르러 있으며, 우리 몸은 더 이상의 고기를 필요로 하지 않기 때문이다.

시험 전날 절대 고기 먹이지 마라

그렇다면 고기 먹고 난 뒤에 느끼는 든든함과 왠지 힘이 나는 것 같은 느낌은 무엇일까? 결론부터 얘기하자면, 그것은 기분과 소화의 문제일 뿐이다.

　고기는 기본적으로 소화시키기 어려운 음식이다. 고기를 소화시키기 위해서는 위산뿐만 아니라 담즙이나 췌장액 등의 추가적인 소화효소가 필요하다. 이는 고기에 포함된 고농도의 동물성 단백질을 분해하여 아미노산으로 쪼개는 데 다른 영양소보다 더 많은 시간이 걸린다는 것을 의미한다. 고기를 먹고 난 뒤에 느끼는 포만감이 다른 음식에 비해 1~2시간 이상 길게 유지되는 것은 그것을 소화시키는 데 걸리는 시간이 그만큼 길기 때문이다.

　여기에 더해, 고기를 먹으면 체력이 보강되고 힘이 난다는 믿음이 플라세보 효과를 만들어 낸다. 고기를 배불리 먹으면 왠지 몸에 힘이 생기고 기운이 나는 것 같은 느낌이 드는 것이다. 하지만 실제로 우리 몸에서는 그와 정반대의 일이 벌어진다. 특히 저녁식사로 고기를 먹으면 인체는 밤새 고기를 소화시키느라 고생을 하게 된다. 또한 분해 과정에서 필연적으로 독성을 만들어 내는 과잉 단백질은 오히려 간과 신장의 피로를 가중한

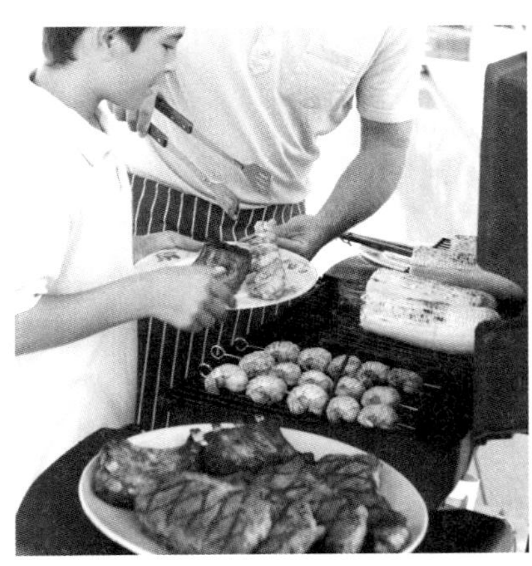

아이에게 몸보신 시킨다고 고기를 배불리 먹이는 것은 잘못된 상식으로 아이의 학습능력을 떨어뜨리고 건강을 해치는 지름길이다.
아이가 중요한 시험을 앞둔 날은 특히 밥상에 고기를 올려서는 안 된다.

다. 보양식 한 끼만으로도 위장과 간과 신장에 동시다발적으로 부하가 걸리는데 어떻게 힘이 날 수 있겠는가.

솔직하게 돌이켜보라. 보양음식이나 고기를 많이 먹고 난 다음날, 정말로 힘이 불끈 솟아오른 것 같은가? 그게 아니라면, 오히려 몸이 뻐근하고 피곤한 느낌이 들지는 않았는가? 아이에게 몸보신 시킨다고 고기를 배불리 먹이는 것은 잘못된 상식으로 아이의 학습능력을 떨어뜨리고 건강을 해치는 지름길이다. 아이가 중요한 시험을 앞둔 날은 특히 밥상에 고기를 올려서는 안 된다.

시골 국물, 아이들 뼈 건강에 도움이 될까?

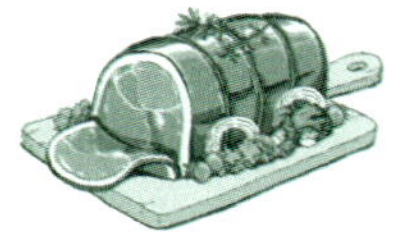

10대 아이들은 콩나물 자라듯 하루가 다르게 쑥쑥 성장한다. 부모는 아이의 뼈 성장에 필요한 칼슘이 부족하지 않을까 늘 걱정이다. 게다가 우리 아이가 또래 아이들보다 작기라도 하면 완전 비상이다. 요즘에는 키도 중요한 경쟁력의 하나이기 때문이다.

아이를 조금이라도 더 크게 키우고 싶은 엄마들이 찾는 것이 칼슘이다. 칼슘이 뼈나 이의 구성 성분이라는 사실 때문이다. 요즘은 온갖 식품이 '칼슘 첨가'를 전면에 내세우고 있다. 조미료며 주스, 유제품, 심지어 아이들 과자나 초콜릿까지 큼지막한 글씨로 '고칼슘', '칼슘 보강'이라는 것을 강조한다.

뼈 속 칼슘을 배출시키는 동물성 단백질

가정에서 아이들 뼈 성장을 위해 준비하는 음식 중 대표적인 것이 사골 국물이다. 성장기 아이에게 진하게 고아낸 사골 국물을 먹이면 엄마의 마음까지 다 든든해지는 것 같다. 우리 어머니도 비슷했다. 어렸을 적, 내가 몸이 약하다고 생각한 어머니는 종종 사골을 고아 한 대접씩 밥상에 올리곤 하셨다. 사골이란 게 한번 끓이면 최소한 일주일은 먹어야 했는데, 좋아하지도 않는 음식을 매끼 먹으려니 여간 고역이 아니었다. 하지만 어머니는 성장기에는 사골만한 보약이 없다고 여겼고, 내가 인상을 찌푸리며 투정을 부릴 때면 억지로 마시게 하기도 했다.

인체를 지지하고 있는 뼈를 피부 위에서 만져보면 매끄럽고 딱딱하게 느껴진다. 이것이 바로 뼈의 겉면인 치밀골compact bone이다. 하지만, 사골을 고아내고 남은 뼈를 살펴보면 알겠지만, 그 속에는 비교적 부드러운 스펀지 뼈spongy bone가 들어차 있다. 소뼈를 고아 먹는 것은 바로 이 스펀지 뼈를 녹여 먹는 것이다.

스펀지 뼈는 우리 몸에서 매우 중요한 역할을 한다. 스펀지 뼈 속에는 혈액을 만들어 내는 공장(골수)이 있고, 이 공장에서 만들어진 혈액을 전신으로 보내기 위한 통로가 동맥과 정맥이다. 스펀지 뼈는 이렇게 잘 발달된 혈관을 바탕으로 인체에 필요한 칼슘, 인, 마그네슘, 나트륨, 탄산이온 같은 무기질의 농도를 조절한다. 스펀지 뼈를 구성하고 있는 조밀한 벌집 모양 조직의 구멍이 커지고 헐거워지면 골다공증이 오는 것이다.

성장기 아이들에게 사골을 고아 먹이면 정말로 성장과 뼈 건강에 도움이 되는 것일까? 결론부터 얘기하자면, 그렇지 않다. 사람들이 사골을 통해 얻고 싶어 하는 것은 뼈 속에 들어 있던 칼슘이다. 인체 내 칼슘 흡수에 있어서는 칼슘과 인의 비율이 매우 중요한데, 칼슘에 비해 인이 많다면 칼슘은 제대로 흡수되지 않는다. 그런데 사골 국물에는 칼슘뿐만 아니라 인 성분도 다량 녹아 있어 일주일 내내 사골 국물을 먹어 봐야 흡수할 수 있는 칼슘의 양은 얼마 되지 않는다.

과잉된 동물성 단백질 섭취는 오히려 인체 내의 칼슘을 배출시키는 작용을 한다. 그래서 사골을 비롯해서 육류를 많이 먹을수록 칼슘 흡수량은 오히려 곤두박질을 치게 된다. 이 같은 과정은 뼈를 약화시켜 장기적으로는 골다공증으로 이어진다. 뼈 건강을 위해 먹인 사골 국물 때문에 아이들의 뼈가 오히려 약해지고 있는 것이다.

골다공증, 10대부터 시작된다

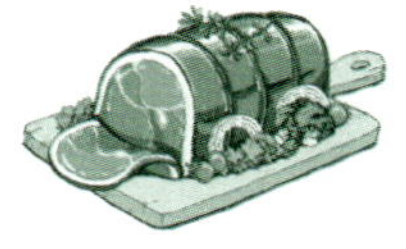

골다공증은 통증이나 불편을 느끼지 못할 뿐, 성장기 때부터 서서히 진행되는 병이다. 증상이 심해지면 뼈의 겉모양은 여전히 미끈하고 단단하지만 그 안의 스펀지 뼈는 속이 텅 빈 수수깡처럼 변해 버린다. 결국은 자리에 앉기만 해도 척추가 주저앉아 버리고, 넘어지면서 손을 뻗었을 뿐인데도 손목뼈가 부러지고, 체중을 지탱해 주는 엉덩이관절의 뼈가 부러져 정상적인 생활이 불가능해지고 만다. 가장 심각한 것은, 골다공증 때문에 고관절 골절이 발생하면 그 합병증으로 6개월 이내에 30%가 사망하고, 약 50%가 죽을 때까지 누워서 지내야 한다는 것이다.

이 무시무시한 병은 스펀지 뼈 속에 있는 혈관 내 칼슘이 점차로 고갈되면서 발생한다. 그러면 칼슘 섭취만 충분히 해주면 골다공증을 예방하거나 치료할 수 있을까? 문제는 그리 간단하지 않다. 미국의 통계를 살펴보면, 50세 이상 여성의 25%가 골다공증을 앓고 있으며, 골다공증보다 심하지는 않지만 골밀도가 많이 떨어져 있는 골감소증이 54%에 이르고 있다. 미국은 칼슘이 많다는 우유와 유제품 소비가 세계 3위 안에 드는 나라임에도 불구하고 칼슘보충제의 소비 또한 손가락으로 꼽을 만큼 상위에 랭크되고 있다. 이 같은 수치는 결국 칼슘 섭취와 골다공증 예방은 큰 상관관계가 없다는 것을 말해 준다.

영국의 저명한 영양학자인 나단티킨의 연구에 따르면, 아프리카에 사는 반투족 여성들은 하루 칼슘 섭취량이 350mg에 불과하지만 이들에게는 골다공증이 거의 존재하지 않는다. 미국 여성의 칼슘 권장섭취량은 1200mg, 반투족 여성들에 비해 3배나 많으면서도 골다공증에 시달리고 있다. 존 로빈슨 역시 『음식혁명 The Food Revolution』을 통해 중국 시골에 사는 사람들이 섭취하는 칼슘의 양은 미국인의 절반밖에 안 되지만, 이들의 골절 빈도는 미국인의 1/5밖에 안 된다는 사실을 입증하고 있다.

골다공증이 칼슘 부족으로 인해 생기는 병인 것은 분명하지만, 칼슘 섭취를 늘리는 것만으로 골다공증을 예방하거나 치료하는 데 한계가 있다. 골다공증의 핵심은 칼슘을 얼마나 많이 섭취하느냐가 아니라 체외로 빠져나가는 칼슘을 얼마나 잘 지켜내느냐이다.

칼슘이 몸 밖으로 빠져나가는 것을 막지 못하면 칼슘을 섭취하는 것은 아무 의미가 없다. 수조에 큰 구멍이 뚫려 물이 계속해서 빠져나가고 있는데, 이 구멍을 막거나 줄이려는 생각은 안 하고 어떻게 하면 더 많은 물

을 부어 넣을 것인가만 연구하고 있다면 그처럼 미련한 짓이 또 어디 있
겠는가.

칼슘의 적, 동물성 단백질

이제 남은 것은 칼슘이 빠져나가는 원인을 찾아 해소하는 것이다. 칼슘
배출의 원인이 동물성 단백질 섭취에 있다는 것은 이미 정설로 여겨지고
있다. 우리가 뼈 속의 칼슘을 지키기 위해 고기를 비롯한 동물성 단백질
을 먹으며 칼슘 섭취에 열을 올리고 있는 동안, 이들은 조용히 우리 몸속
의 칼슘을 빼내간다는 얘기다. 그러니 동물성 단백질을 많이 섭취하는 사
람들은 칼슘보충제를 먹어도 효과를 보기 힘든 것이다.

2001년, 미국 임상영양학회지에는 65세 이상의 백인 여성 1,035명을 7
년간 관찰한 연구 결과가 실려 있다. 이 자료를 살펴보면, 연구진은 동물
성 단백질과 식물성 단백질의 비율을 조정해 가며 참가자들을 세 그룹으
로 나누어 골소실 정도를 관찰했다. 그랬더니 동물성 단백질을 가장 많이
섭취한 그룹이 가장 적게 섭취한 그룹에 비해 3배에 가까운 골소실을 보
였으며, 골반뼈 골절 위험성은 거의 4배나 되는 것으로 나타났다.

위스콘신 대학 영양학과 존슨 교수도 18~20세의 남성들을 대상으로 동
물성 단백질과 칼슘 배출의 관계를 검증한 바 있다. 그는 참가자들에게
칼슘과 인의 섭취는 일정하게 한 후 동물성 단백질의 섭취를 48mg에서
141mg으로 3배가량 늘렸을 때 소변으로 빠져나오는 칼슘의 양을 측정했
다. 그랬더니 동물성 단백질 섭취량이 작았을 때 배출된 칼슘이 175mg이

었던 것에 비해 동물성 단백질 섭취량을 늘린 뒤에는 칼슘 배출량이 2배 이상 증가하여 338mg에 이르렀다고 밝히고 있다.

1992년 예일 대학에서도 16개국의 연구 결과를 종합적으로 살펴볼 때 50세 이상 여성의 골절 중 70%는 동물성 단백질 섭취에 기인한다고 발표했으며, 캘리포니아 대학에서도 33개국의 사람들을 대상으로 한 연구를 바탕으로 동물성 단백질에 비해 식물성 단백질을 많이 섭취한 경우에서는 골다공증에 의한 골절률이 작거나 심지어는 거의 없다고 발표한 바 있다.

몸을 산성화시키는 동물성 단백질

동물성 단백질은 식물성 단백질과 어떤 차이 때문에 뼈 속의 칼슘을 몸 밖으로 내보내는 것일까? 여러 가지 원인이 있겠지만, 가장 중요한 원인은 동물성 단백질이 우리 몸을 산성화시키는 데서 찾을 수 있다. 동물성 단백질 속에는 필수아미노산인 메티오닌과 시스테인(cysteine, 황을 함유한 중성아미노산)이 식물성 단백질에 비해 대단히 높은 농도로 포함되어 있다.

소위 말하는 '산성식품'은 무엇일까? 이것을 의학적으로 굳이 표현하자면 섭취 후 소화대사되는 과정에서 '산'을 만들어내는 식품이라 말할 수 있다. 뼈의 건강 측면에서 보면 이러한 산성식품은 뼈속의 칼슘을 빼내어 가는 칼슘도둑이라 표현할 수 있다. 다시 말하면 우리 혈액은 산성도 알칼리도 아닌 7.2의 약알칼리 상태를 유지하고 있어 산성식품 섭취로 혈액 내에 '산'이 많아지면 인체는 부랴부랴 '산'을 중화할 알칼리 성분을 찾아내 다시 혈액 상태를 중성으로 만들게 된다. 이때 사용되는 알칼리 성분이 뼈 속의 칼슘인 것이다. 그래서 산성식품을 많이 섭취하게 되면 뼈가 비어가는 골다공증의 발병 가능성이 높아지는 것이다.

그렇다면 산성식품에는 어떤 음식이 있을까.

첫 번째는 동물성 단백질이다. 단백질 내의 황이라는 아미노산이 결국 황산으로 바뀌어 혈액을 산성화시킨다.

두 번째는 소금이다. 소금의 주성분인 염화나트륨은 결국 염산으로 바뀌게된다.

세 번째는 음료수에 많이 들어 있는 인을 들 수 있다. 인은 결국 인산으로 바뀌어 우리 몸을 산성화시키게 된다.

황이 포함된 두 가지 아미노산은 없어서는 안 되는 필수영양소지만, 과잉되면 황 성분이 혈액을 산성화시키게 되고, 혈액이 산성화되면 인체에 치명적인 영향을 미치므로 혈액을 다시 중성화하기 위해 체내의 알칼리성 물질을 찾아 혈액 내로 투입하게 된다. 바로 이 과정에서 사용되는 알칼리 무기질이 스펀지 뼈 속의 칼슘이다.

이러한 과정이 반복되면 뼈 속의 칼슘은 지속적으로 빠져나가게 되고, 스펀지 뼈는 점차 듬성듬성해져 골감소증이나 골다공증이 나타나는 것이다. 아이들의 뼈를 튼튼하게 지키는 일을 소홀히 한다면 아이들의 뼈 건강은 결코 보장받을 수 없다.

우유 마시면 골다공증 예방할 수 있나?

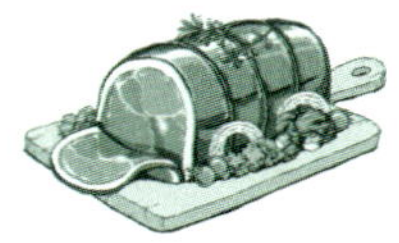

　많은 의사와 영양학자들이 아이들의 성장과 골다공증 예방을 위해 우유를 마실 것을 권하고 있다. 하지만 다른 한편에서는 우유가 오히려 뼈건강에 해로울 수도 있다는 주장이 제기되고 있다. 동물성 단백질이 칼슘 배출을 조장한다는 사실 때문이다. 우유가 대표적인 칼슘 공급원인 것은 분명하지만, 그 이면에 숨겨져 있는 진실은 우유 선택에 보다 신중을 기할 것을 경고하고 있다.

칼슘 함량보다 칼슘 흡수율이 중요하다

　1997년, 하버드대학 연구팀은 34~50세의 여성 77,761명을 12년간 관찰한 대규모의 추적조사 결과를 내놓았다. 결과는 놀라웠다. 우유를 하루에 두 잔 이상을 마셔온 여성은 일주일에 한 잔 이하로 마셔온 여성에 비해 골반뼈 골절률이 45%나 더 높은 것으로 집계되었기 때문이다.

마찬가지로, 1994년에 발표된 호주 시드니대학의 임상연구 결과도 우유를 포함한 유제품 섭취가 오히려 골다공증에 의한 골반뼈 골절률을 높인다고 보고하고 있다. 그들은 우유를 포함한 유제품의 섭취 정도에 따라, 골반 골절률이 최대 2배까지 차이 난다고 설명한다.

『우유 날마다 마시지 마라 Non Dairy Milk』의 저자인 레셀 이튼 박사 역시 "매일 먹는 우유는 단기적으로 뼈를 강하게 해줄 수 있다. 하지만 장기적으로는 칼슘을 뼈 속에 넣어 주는 세포를 파괴하여 뼈를 강하게 해주기커녕 오히려 골다공증의 위험을 높이게 된다"고 지적하며 우유의 위험성을 설파하고 있다.

그렇다면 동물성 단백질이 칼슘을 배출하는 동안 우유 속에 들어 있는 칼슘은 어떤 역할을 하는 것일까. 우유 한 잔에 들어 있는 칼슘의 양은 대략 300mg이다. 수치상으로는 하루에 우유 4잔만 마시면 미국인의 칼슘 권장량을 다 채우는 양이다. 하지만 우유의 칼슘 흡수율은 불과 32.1% 밖에 되지 않는다. 무에 들어 있는 칼슘의 흡수율이 74.4%, 양배추가 64.9%, 케일이 58.8%로 높은 흡수율을 보이는 것에 비하면 너무나 실망스러운 수치다. 칼슘 섭취를 위해 우유를 하루에 두 잔씩 마신다고 한들 우리 몸이 흡수하는 칼슘의 양은 200mg도 채 안 되는 것이다.

우유의 칼슘 흡수율이 이렇게 낮은 것은 우유 속 칼슘과 인의 비율에서 원인을 찾을 수 있다. 인체는 칼슘과 인의 양을 일정 비율로 맞추려 하기 때문에, 인이 많아지면 칼슘을 내보내려 한다. 다시 말해, 칼슘 섭취를 늘리려면 가급적 인의 섭취를 줄여야 한다. 그런데 우유 속에는 칼슘과 인이 대략 1:1의 비율로 들어 있다. 우유 예찬론자들은 이 1:1의 비율이 마치 칼슘 공급을 위한 완벽한 비율인 것처럼 받아들이고 있지만, 학자들은 칼슘 공급을 최적화하기 위해서는 칼슘을 인보다 2배 이상 섭취해야 한다고 밝히고 있다.

칼슘 섭취를 위해 우유를 마실 것이냐, 칼슘 배출을 막기 위해 우유를 끊을 것이냐에 대한 논란은 앞으로도 계속될 것이고, 칼슘 섭취를 위해서 어떤 식품을 선택하느냐는 전적으로 개인의 판단과 선택에 달려 있다. 하지만 현명한 엄마라면 식품 내에 함유되어 있는 칼슘의 양보다는 우리 아이의 몸에서 흡수되는 칼슘의 양에 주목할 것이다.

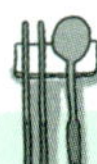 ## 갓난아이 철분 부족은 우유 때문이다?

존슨 홉킨스 의과대학 소아과장이었던 프랭크 오스키는 자신의 저서 『우유, 절대로 마시지 마라 Don't drink your milk』를 통해 우유가 위장출혈을 일으킬 수 있음을 지적하고 있다. 특히 유아기의 아이들이 지속적으로 우유를 마시면 하루에 1~5mg 정도의 장출혈을 일으켜 적혈구에 포함된 철분이 대변을 통해 배출됨으로써 지속적인 철분 부족을 겪을 수 있다고 말하며, 현재 미국 유아의 과반수가 철분 부족을 나타내고 있는 것 역시 위장출혈을 일으킨 우유가 주된 원인이라고 주장했다.

고기에 대한 욕심과 건강을 맞바꾸시게요?

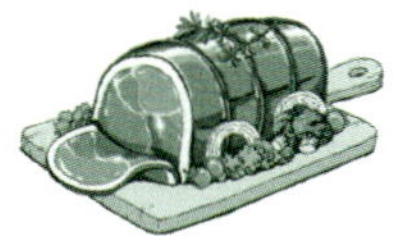

  우리나라 사람들은 대부분 '며칠에 한 번씩은 고기를 먹어 줘야 한다'는 생각을 갖고 있다. 참숯 화로 위에 구리 석쇠를 올리고 고기를 구우면 지글지글 익어가는 게 그렇게 맛있을 수가 없다. 부드럽게 삶아낸 수육이나 밀가루를 살짝 입혀 튀긴 탕수육, 한밤에 배달시켜 먹는 족발이나 치킨도 출출할 때면 거부할 수 없는 유혹이 된다.

  특히 삼겹살은 대다수의 사람들이 주기적으로 당기는 음식이라고 한다. 얼마 전 농촌진흥청에서 내놓은 자료에 따르면, 우리나라 사람들은 1년 동안 돼지고기 19.6kg, 닭고기 8.0kg, 쇠고기 6.8kg 정도를 먹는다고 한다. 이 중 국민적인 사랑을 받는 삼겹살 소비량이 연간 9kg에 이른다고 하니 실로 놀랄 만한 양이다. 고기 200g을 1인분으로 치면 매년 46인분,

매달 4인분 정도의 삼겹살을 먹는 셈이다.

과잉 축적된 동물성 단백질이 현대인을 병들게 한다

건강이나 다이어트를 위해 고기를 덜 먹겠다고 결심을 해도 실천은 영쉽지가 않다. 고기에 대한 욕망은 인간의 본능이기 때문이다. 미국의 문화인류학자 마빈 해리스는 인류의 역사를 '고기를 얻기 위한 투쟁의 역사'라고 표현했다. 지금도 아마존 원주민들은 영양이 풍부한 열매와 뿌리를 손쉽게 구할 수 있음에도 불구하고, 고기를 얻기 위해 위험을 무릅쓰고 밀림을 헤집고 다닌다.

인간과 96% 이상 같은 유전자를 갖고 있는 침팬지도 비슷하다. 야생의 침팬지들이 살아가는 모습을 관찰해 보면 그들 역시 고기에 대한 갈망을 갖고 있음을 알 수 있다. 침팬지는 종종 집단으로 사냥을 해서 작은 원숭이나 새끼 사슴을 잡아먹는데, 이 순간 침팬지는 우리가 알던 순한 동물과는 거리가 멀다. 사냥에 나선 침팬지들은 눈이 뒤집히고 송곳니를 드러내는 등 극도로 흥분하는 모습을 보인다. 학자들은 바로 이런 모습을 고기에 대한 근원적인 욕망으로 해석한다.

자료에 의하면, 1969년만 해도 우리 밥상은 동물성 식품 3%, 식물성 식품 97%로 이루어져 있었다. 그러던 것이 26년 뒤인 1995년에는 동물성 식품 47.3%, 식물성 식품 52.4%로 달라졌다. 이 정도면 동물성 식품을 주식으로 하는 서구사회와 별반 다를 것이 없는 수준이다. 불과 50년 전만해도 특별한 날에만 먹을 수 있었던 고기가 이제는 흔한 음식이 되어 버린 것이다.

그렇다면 자주, 많은 양의 고기를 먹어도 되는 것일까? 의사나 영양학자들끼리도 고기 섭취에 대한 의견이 분분하다 보니 사람들은 자기가 편한 쪽으로 해석하는 경향이 있다. 고기를 좋아하는 사람들은 "날마다 먹는 것도 아닌데……" 하며 스스로를 정당화하는 반면, 채식을 좋아하는 사람들은 고기 안 먹어도 전혀 불편을 느끼지 못한다고 말한다.

이 논란으로부터 벗어나기 위해서는 동물성 단백질이 인체에 미치는 영향을 정확히 아는 것이 매우 중요하다.

결과부터 얘기하자면, 고기를 많이 먹는 것은 적게 먹는 것보다 훨씬 더 위험한 결과를 초래할 수 있다. 인류는 70만 년 동안 고기를 충분히 먹을 수 없는 환경에서 생활해 왔다. 때문에 인체는 저 동물성 식품 - 고 탄수화물, 풍부한 비타민과 미네랄 섭취 양식에 맞도록 진화를 거듭해 왔다. 인체 자체가 고기를 많이 필요로 하지 않도록 설계되어 있다는 얘기다.

하지만 인간의 유전자에 담겨 있는 고기에 대한 욕망은 아직도 그대로 보존되어 수시로 고기를 찾게 만든다. 결국 대다수의 현대인들은 몸에서 요구하는 것보다 훨씬 많은 양의 고기를 먹게 되고, 이 과잉 축적된 영양소는 우리를 건강하게 만드는 것이 아니라 병들게 하는 데 사용될 가능성이 높다. 넘치면 부족함만 못하다는 선조들의 지혜가 동물성 식품에 관한 한 정확하게 맞아떨어진다.

고기 안 먹어도 단백질 섭취에 문제없다

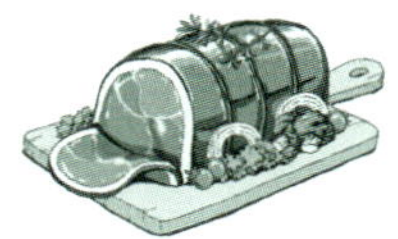

고기는 고급 음식 취급을 받는다. 사람들은 비싸면 비쌀수록 좋은 고기이며, 양질의 단백질을 섭취할 수 있을 것이라는 기대감을 갖는다. 평소 고기를 좋아하지 않던 사람도 1등급 한우를 선물 받으면 무슨 보약이라도 되는 것처럼 귀하게 여기며 아껴 먹는다. 하지만 1등급 한우건 미국산 쇠고기건 영양학적으로는 큰 차이가 없다.

고기는 지방을 제외하면 대부분 동물성 단백질로 구성되어 있다. 동물성 단백질은 소화 과정에서 아미노산으로 분해되어 인체에 흡수되는데, 이 과정은 어떤 고기를 먹건 동일하며, 곡류나 채소에도 일정량의 아미노산이 함유되어 있다. 그러니 밥상을 차릴 때는 얼마나 좋은 고기를 올리느냐보다 밥상 전체의 영양 배합이 어떻게 이루어졌느냐에 신경을 써야 한다.

동물성 단백질에 대한 착각

고기나 우유, 치즈 등의 유가공식품을 통해 섭취된 동물성 단백질은 소화가 되면서 잘게 쪼개져 아미노산이라는 작은 조각이 된다. 이렇게 만들어진 아미노산은 인체의 근육, 인대, 손톱, 머리카락과 뼈 성장 등의 기본 골격 형성과 유지, 보수에 아주 중요한 역할을 한다. 이에 더해서 5만 가지가 넘는 특정 단백질을 생성하여 호르몬, 신경전달물질, 유전자의 기능을 하게 하며, 2만 가지가 넘는 효소 생산에 사용된다.

지금까지 밝혀진 아미노산은 20종류인데, 이 중 8가지는 인체에서 만들어내지 못하고, 나머지 12가지는 따로 섭취하지 않아도 인체가 스스로 만들어서 사용한다. 반드시 음식을 통해 섭취해야 하는 8가지 아미노산을 필수아미노산이라 하며, 흔히 단백질의 질을 가늠하는 기준이 되어 왔다.

동물성 단백질에 대한 신화는 필수 아미노산 함량이 높으면 '완벽한' 단백질, 필수 아미노산의 함량이 낮으면 '저급한' 단백질이라는 이분법적 분류에서 시작된 것이다. 동물성 단백질은 식물성 단백질에 비해 필수아미노산 함량이 높기 때문이다. 쌀과 밀에는 라이신과 트립토판이 부족하고, 콩에는 메치오닌이라는 필수아미노산이 부족하여 동물성 단백질 섭취가 필수인 것처럼 받아들여졌던 것이다.

하지만 이런 생각은 오해에 불과하다. 밥상에 쌀밥만 올리거나 콩만 올리는 일은 없기 때문에 곡류나 채소 몇 가지를 섭취하는 것만으로도 얼마든지 영양학적 상호 보완작용을 기대할 수 있다.

나아가 이제는 식물성 단백질에 더 많은 필수아미노산이 들어 있다는 사실이 속속 밝혀지고 있어 그간 이어져 온 동물성 단백질에 대한 찬사가 잘못된 것이었음을 지적하고 있다. 존 로빈스는 자신의 저서『육식, 건강을 망치고 세상을 망친다 Diet for a new america』에 저명한 과학자들의 견해를 인용함으로써 식물성 단백질의 가치를 잘 설명하고 있다.

하버드대학 연구팀에서는 "설탕과 잼, 젤리처럼 단백질이 전혀 없는 식품들에 과도하게 의존하는 경우를 제외하고는 눈에 띄게 단백질 부족을 일으키는 채식 식단을 얻어내기는 어렵다"고 밝혔으며, 미국 식이요법 학회지에서도 "채식은 어떤 경우, 어느 집단에서나 필수아미노산의 필요치를 2배 이상, 대부분의 경우 그보다 더 많이 초과했다"고 보고했다.

고기의 단백질을 능가하는 식물성 단백질

성장기 아이들에게 필요한 단백질은 채식만으로도 충분히 섭취할 수 있다. 그간 식물성 식품에 함유되어 있는 단백질이 과소평가된 탓에 관심을 두지 않아서 그렇지, 채소를 비롯한 과일, 견과류 등에는 고기의 단백질을 능가하는 양질의 단백질이 풍부하게 들어 있다.

식물성 단백질 하면 흔히 콩이나 두부를 떠올리지만 우리가 생각하는 것보다 훨씬 더 많은 채소와 곡류, 과일 등에 양질의 단백질이 함유되어 있다. 단백질 섭취 권장량이 전체 칼로리의 10~11%라는 점에 비추어 보면, 채소나 과일을 극단적으로 거부하지 않는 이상 고기를 전혀 안 먹어도 인체에 필요한 단백질은 얼마든지 보충할 수 있다는 얘기가 된다.

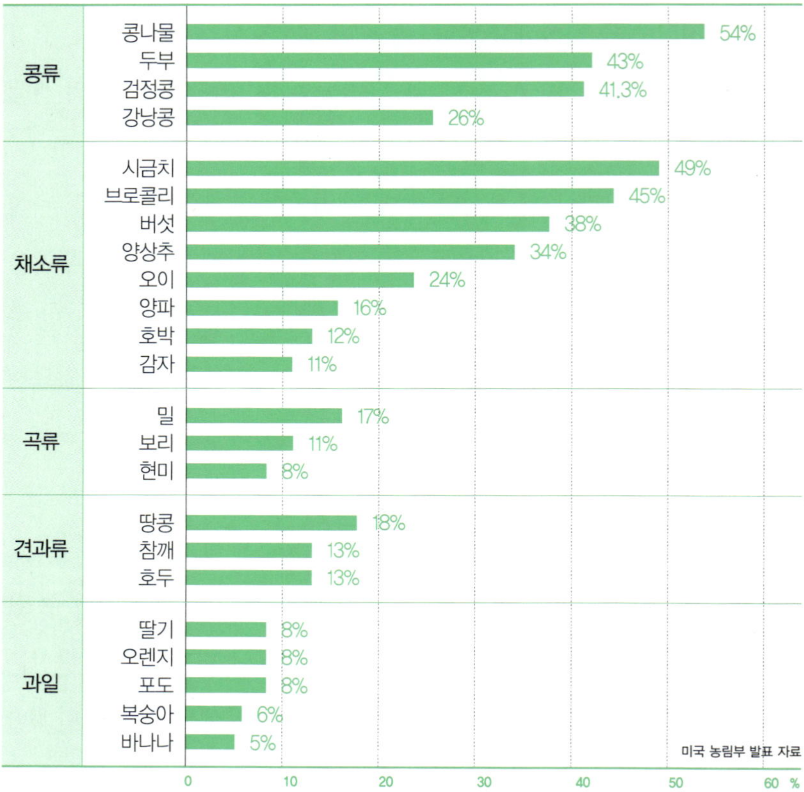

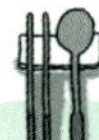

김이나 김치 먹으면 비타민 B$_{12}$도 충분하다

고기와 달걀, 유제품을 전혀 안 먹는 완전 채식주의자들은 고기를 먹는 사람들에 비해 비타민 B$_{12}$가 낮은 수준으로 나타나고 있다. 하지만 우리나라 사람들은 김이나 김치, 된장 등을 통해 비타민 B$_{12}$를 충분히 섭취하고 있다. 비타민 B$_{12}$의 필요량 자체가 워낙 극소량(WHO 기준 1μg)이어서 평소 김이나 김치, 된장찌개 등을 먹는다면 이 부분에 대해서는 걱정하지 않아도 된다.

식단 짤 때 단백질 5%를 넘지 마라

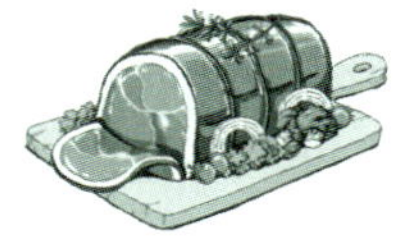

음식을 조절하지 못하면 건강도 조절할 수 없게 된다. 음식은 인체를 가동하는 연료다. 인체를 설계도대로 매끄럽게 운행하기 위해서는 꼭 필요한 연료를 꼭 필요한 만큼 주입해야 한다. 엉뚱한 연료를 주입하거나, 연료를 너무 많이, 또는 적게 주입하는 것도 문제가 된다.

밥상을 차릴 때마다 칼로리를 계산하고 먹는다면 먹는 재미를 제대로 누리기 어렵겠지만, 역설적이게도 조심하지 않으면 식도락의 즐거움을 오래 누릴 수 없게 된다. 음식은 조금씩 나누어 음미해야 평생 즐길 수 있는 것이다.

단백질 섭취 상한선의 기준은 모유

인간이 건강하게 살아가기 위해서는 얼마만큼의 단백질이 필요할까? 인간의 성장 속도가 가장 빠른 시기는 태어나서 첫돌까지의 영아기다. 이 시기야말로 단백질이 가장 많이 필요한 때다. 영아기의 단백질 섭취량은 인간에게 허용된 섭취량의 최대치라고 할 수 있다.

아이들은 생후 1년 동안 엄청난 속도로 성장한다. 몸무게는 출생 시의 3배가 되고, 키는 1.5배에 이르게 된다. 그러면 이 시기의 아이들은 무엇을 먹고 사는가? 아이의 성장 속도에 맞춰 완벽하게 설계된 것이 모유다. 결국 인간은 모유 속의 단백질 함량 이상을 섭취할 필요가 없다는 얘기인데, 그 양은 칼로리 대비 5~6%다. 단백질이 가장 많이 필요한 시기에도 5~6%면 충분하다는 것이다. 그러니 우리 밥상에 오르는 단백질 음식이 얼마나 많은지 짐작할 수 있다.

놀라운 것은, 다른 동물들의 모유 속 단백질 함량 역시 그 종의 성장속도에 맞추어져 있다는 점이다. 인간에 비해 성장 속도가 대략 3배 이상 빠른 소의 모유 속에는 칼로리 대비 15~20%의 단백질이 함유되어 있으며, 생후 4일 만에 몸무게가 2배까지 많아지는 쥐의 경우, 모유의 단백질 함량이 칼로리 대비 49%나 된다. 이들 자료는 앞서 얘기한 '칼로리 대비 5~6% 미만'이라는 추정치에 설득력을 더해 준다 하겠다.

세계보건기구 단백질 권장량, 알고 보면 너무 많다

국제보건기구는 하루에 필요한 최소한의 단백질 양을 전체 칼로리의 약

5%로 정하고 있으며, 이와 별도로 10~15%를 권장량으로 제시하고 있다. 이 권장량은 나라에 따라 조금씩 다른데, 미국의 경우 10% 정도를 권장하고 있으며, 우리나라는 10~11%로 정해 두고 있다.

여기서 눈여겨볼만한 점은 최소 필요량과 권장량의 차이가 꽤 많이 난다는 것이다. 이것은 사람마다 체질이나 활동량 등에 따라 칼로리 소모에 차이가 있다는 사실을 반영한 것이다. 하지만 최소 필요량의 2~3배에 이르는 권장량의 단백질 섭취가 필요한가는 아직도 논쟁중이다.

단백질을 제외한 탄수화물과 지방의 적정 섭취량에 대해서는 학자들 간에 이견이 없다. 그런데 유독 단백질만 논란의 대상이 되는 것은 무엇 때문일까? 그 이유를 알기 위해서는 단백질과 다른 거대 영양소와의 차이점에 대한 이해가 필요하다.

간단하게 얘기하자면, 단백질은 에너지를 만드는 데 있어 그리 효율적인 연료가 아니며, 사용하고 남은 영양소가 저장되지 않는다는 점, 상당 부분 인체 내에서 만들어지고 재생되는 영양소라는 점 등에서 탄수화물이나 지방과는 다르다. 이 세 가지 특성을 하나하나 살펴보면 단백질 논란의 중심에 보다 가까이 다가갈 수 있다.

과잉 단백질은 독성 물질을 만든다

세포에 필요한 에너지를 만들어내는 데 가장 효율이 뛰어난 것은 탄수화물이다. 탄수화물은 단시간 내에 소모성 연료인 혈당을 만들어 세포에 공급하며, 과잉 섭취된 탄수화물이나 지방은 간이나 세포에 탄수화물이나 지방의 형태로 저장된다. 하지만 이 점에 있어 단백질은 매우 효율이 낮다. 단백질은 본질적으로 연료를 만드는 기능보다는 인체의 조직을 새롭게 만들고 유지, 보수하는 데 사용되는 영양소이기 때문이다. 그러니 단백질에 대한 인체의 요구가 크지 않을 경우, 단백질은 다른 영양소에 비해 쉽게 과잉 상태에 도달하게 된다.

인체가 조직을 만들고 보수하기 위해 요구하는 것보다 더 많은 양의 단백질을 섭취하면 어떻게 될까? 사용하고 남은 단백질은 특수한 상황에서 에너지로 사용되거나 탄수화물이나 지방의 형태로 바뀌어 저장된다. 문제는 이 과정에 사용된 과잉 단백질이 독성 물질을 남긴다는 점이다. 탄수화물은 연소과정에서 오염물질을 거의 만들어 내지 않은 청정연료인데 반해, 단백질은 검은 그을음을 만들어내는 저질 연료를 양산한다. 단백질은 과잉 섭취만으로도 인체 전반에 큰 무리를 초래한다.

다른 영양소의 분자가 수소와 산소, 탄소로만 구성되어 있는 것과 달리, 단백질에는 질소가 포함되어 있다. 질소는 대사과정에서 독성이 있는 찌꺼기를 남기게 되고, 간은 이 찌꺼기를 해독하느라 바빠진다. 간이 독성 강한 질소 찌꺼기를 독성이 낮은 물질로 전환하여 요소urea를 만들어 내고, 이것은 콩팥을 통해 배설된다. 이러한 과정이 반복되는 동안 간과 콩팥은 지치게 되고, 인체에 필요한 칼슘과 아연, 비타민 B, 철, 마그네슘까지 몸 밖으로 배출시켜 버린다.

또한 간과 콩팥을 제외한 다른 기관의 세포들까지 손상되는 일이 발생된다.

성장기 지나면 식물성 단백질만으로도 충분

세포가 생성되고 성장하는 시기에는 단백질 필요량이 높지만, 이미 성장이 끝난 성인의 경우 단백질 필요량은 제한적일 수밖에 없다. 별도의 단백질이 투입되지 않아도 세포가 자연스럽게 분해되고 재생되기 때문에 단백질 섭취에 연연할 필요는 없다. 성장이 끝난 성인은 칼로리 대비 5~6% 이상의 단백질만 섭취해도 단백질 과잉이 올 수 있다.

특히 단백질 함량이 칼로리 대비 20% 이상인 고기류나 우유, 유제품을 섭취한다면 단백질 과잉을 피하기 어렵다. 성인의 세포는 더 이상 증가하지 않으며, 단백질은 세포가 재생되는 데만 사용된다. 여기에 사용되는 단백질은 3%에 불과하다. 그나마 인체 내에서 재생되는 단백질이 있으니 음식으로 섭취해야 하는 양은 그보다 적어질 수밖에 없다.

이 정도는 고기나 우유, 유제품을 전혀 먹지 않아도, 곡류나 채소를 통한 식물성 단백질의 형태로 충분히 섭취할 수 있는 양이다. 무엇보다 곡류나 채소에 들어 있는 단백질은 인체 내에 해로운 그을음을 남기지 않기 때문에 간이나 신장에 부담을 주지 않는다. 그러니 가족의 식단을 짤 때는 단백질이 전체 칼로리의 5%를 넘어서지 않도록, 또 그 단백질도 가급적 식물성 단백질로 구성하는 것이 가장 좋다.

암을 물리치는 식물성 단백질

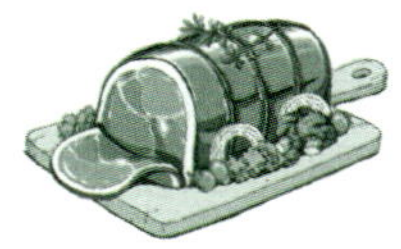

대장암, 전립선암, 유방암 등 소위 '서양의 암'으로 여겨졌던 암들이 우리나라에서도 급격히 증가하고 있다. 여기에는 서양화된 식생활이 가장 큰 영향을 미친다. 예전의 우리네 밥상은 밭에서 바로 따온 현미나 콩을 듬뿍 넣은 잡곡밥과 채소 반찬이 대부분이었다. 고기는 일 년에 몇 번 먹기 어려웠고, 달걀이나 우유 역시 귀한 음식이었다.

이런 밥상을 서양인들에게 보여주면 영양 불균형을 경고하겠지만, 서양인들의 심각한 고민거리인 암, 고혈압, 당뇨, 심장질환 등의 만성질환에 대해서만은 걱정할 일이 없었다. 물론, 음식 자체의 절대적인 섭취량 부족은 갖가지 감염질환을 야기한다. 하지만 서양식 밥상으로 덩치만 불린 아이들은 일찍부터 서양의 질병에 시달리며 더 큰 고통을 겪고 있다.

특히 식단의 서양화와 더불어 증가한 동물성 단백질의 섭취가 암 발생과 연관이 있다는 연구 결과들이 속속 발표되면서 아이들 밥상에 경종을 울리고 있다.

고기 많이 먹는 아이 간암 발생률 높다

고기 섭취가 암 발병의 원인이 될 수 있다는 연구는 학계에서도 이단으로 여겨질 만큼 고려 대상조차 되지 못했다. 하지만 코넬대학의 콜린 캠벨 박사는 '동물성 단백질의 섭취가 암을 유발할 수 있음'을 밝혀 의학계와 영양학계에 파란을 일으켰다.

그는 필리핀 어린이들의 영양실조와 관련한 임상실험 도중 이 어린이들에게서 간암이 이상할 정도로 많이 발병한다는 사실에 주목했다. 간암 발병의 원인은 땅콩, 옥수수 등에 존재하는 곰팡이의 한 종류이자 강력한 발암물질로 알려진 '알프라톡신'이었다.

캠벨 박사는 이 임상실험에서 일반에 알려지지 않은 비밀을 하나 더 밝혀냈다. 오히려 단백질 함량이 높은 음식을 섭취해 온 부유한 가정의 어린이들의 간암 발생률이 높다는 것이었다. 실험 대상 어린이들의 영양실조가 동물성 단백질의 섭취 부족에 기인한 것이었다는 점에 비추어 볼 때 동물성 단백질 섭취에 대한 고민은 깊어질 수밖에 없다.

이에 더불어 인도의 연구진들은 실험용 쥐를 두 그룹으로 나눈 후 모두에게 같은 양의 발암물질인 알프라톡신을 주입한 뒤, 한 그룹에게는 현재 서양 사회에서 먹는 수준인 단백질 함량 20%의 먹이를 공급하고, 다른 그룹에게는 단백질 함량 5%의 먹이를 공급했다. 그런데 놀랍게도 단백질을 20% 수준으로 먹인 쥐들은 모두 간암에 걸린 반면, 5% 수준으로 먹인 쥐들은 단 한 마리도 간암이 발병되지 않았다.

암의 진행을 가속화시키는 우유 단백질 '카제인'

캠벨 박사는 단백질과 암의 상관관계에 대한 획기적인 연구 결과를 연달아 발표했다. 그는 저농도의 단백질 함유 음식이 발암물질의 유입과 무관하게 암의 '개시initiation'를 막아냈으며, 암 개시 이후 '촉진promotion' 단계에서도 암의 진행을 막아냈다고 보고했다. 저농도의 단백질 음식이 암을 유발하는 강력한 화학적 물질조차 막아냈다는 놀라운 이야기다. 캠벨 박사는 음식을 통한 단백질 섭취 농도를 조절하면 암 성장의 스위치를 켤 수도, 끌 수도 있다는 것을 입증해낸 것이다.

나아가 그는 암을 진행시키거나 막아내는 단백질이 각기 다르다는 것을 밝혔다. 그의 연구 결과에 따르면, 가장 지속적이고 강력하게 암을 진행시키는 단백질은 바로 '카제인'이다. 우유 단백질의 87%를 구성하는 카제인은 암의 모든 단계에서 암의 진행을 가속화시킨다. 반대로, 밀과 콩 등에 함유되어 있는 식물성 단백질은 암의 모든 단계에서 인체를 보호하는 역할을 해낸다고 밝혔다.

그의 연구는 여기에서 그치지 않고, 음식과 생활습관 그리고 질병 전반의 관계를 고찰하는 것으로 확대되고 있다. 그는 현재 진행 중인 '차이나 스터디the china study' 프로젝트를 통해 동물성 식품을 많이 섭취한 사람들이 만성질환에 시달리고 있으며, 상대적으로 적은 양의 동물성 식품을 섭취한 사람들조차 건강을 장담할 수 없는 상황임을 밝히고 있다.

반면에 식물성 식품을 많이 섭취한 사람들은 그렇지 않은 경우에 비해 건강했으며, 만성질환에 걸리는 비율 또한 현저히 낮다고 주장한다. 그는 다양한 동물실험과 인간을 대상으로 한 임상실험 결과가 일치하고 있음을 강조하며, 동물성 식품을 자제하고 식물성 식품 중심으로 밥상을 차릴 것을 권고하고 있다.

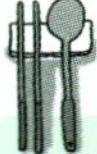

암의 발생단계

암은 개시, 촉진, 진행 그리고 전이의 단계를 거쳐 진행되는데, 대략 10~30년 동안 서서히 진행되는 것으로 알려져 있다. 개시단계에서는 발암물질이나 곰팡이 독소, 바이러스 등이 세포의 DNA 정보를 망가뜨려 돌연변이를 유발하고, 이후 촉진단계에서는 돌연변이가 일어난 한 개의 세포가 형태학적, 생화학적, 분자생물학적으로 변화해 간다. 진행단계에서는 장기간의 촉진기를 거쳐서 암세포가 성장과 증식에 유리한 조건으로 모습을 바꾸게 되고, 이후 비정상적인 종괴를 형성하게 된다. 이것이 바로 암이다.

암 발병률 낮춰 주는 채식

동물성 단백질 섭취와 암의 상관관계를 지적하는 연구 결과는 그 외에도 많다. 미국 암협회에서는 이미 오래 전에 암의 발병률을 낮추려면 육류 섭취량을 줄여야 한다는 가이드라인을 제시한 바 있으며, 영국의 돌 박사 역시 '식이요법과 암diet and cancer' 심포지엄에서 30~70% 정도의 암은 우리가 섭취하는 음식과 관계된 것으로 추정된다고 밝혔다.

하버드대학 공중보건대학의 영양학과장인 월터 윌렛은 "당신이 데이터를 꼼꼼히 살펴본다면 당신이 섭취해야 할 고기red meat의 적정량은 '0'이 되어야 한다"고 주장했으며, 미국심장학회지의 에디터인 윌리엄 로버트는 "우리가 동물을 먹기 위해 죽인다면 결국에는 그 동물이 우리의 목숨을 빼앗아갈 것"이라며 고기 속에 들어 있는 콜레스테롤과 포화지방의 위험성을 경고했다.

실제로 채식을 하는 제7일 안식교의 신도 23,000명을 관찰한 결과, 그들의 암 사망률이 같은 연령의 다른 사람들보다 30~50% 낮았다고 한다. 또한 옥스퍼드에서 시행한 임상실험에서도 채식을 하는 사람들은 고기를 섭취하는 사람들에 비해 암 사망률이 39%나 낮은 것으로 집계되었다. 케임브리지대학의 닉 박사 역시 채식주의자들은 보통의 사람들에 비해 암에 걸릴 확률이 40%나 낮다는 연구 결과를 밝혀, 관련 연구 결과들에 확신을 더했다.

조지타운대학 암센터의 제니 박사는 고기 섭취가 식도암, 간암, 폐암의 발병 위험을 20~60%나 높인다는 놀라운 관련성을 언급했으며, 하버드대학에서 실시한 연구와 스웨덴에서 시행한 연구에서는 우유를 비롯한 유제품 섭취가 전립선암, 난소암 등과 연관성이 있다는 결과를 발표한 바 있다.

지속적인 고기 섭취는 대장암 발병률을 2배나 높인다

동물성 단백질과 대장암의 관계를 설명하는 연구 결과는 더 많다. 하버드대학 연구팀은 34~59세 여성 88,000명을 16년간 추적 조사한 결과, 매일 고기를 먹는 사람들은 한 달에 한 번, 또는 그 이하로 먹는 사람들에 비해서 대장암에 걸릴 확률이 2배 이상 높았다고 밝혔다. 또한 419명의 호주 여성을 대상으로 한 연구 결과에서도 단백질 섭취량이 가장 높은 군이 가장 낮은 군에 비해서 대장암에 걸릴 위험률이 2~3배 높았음을 보여주었다.

여기에 더해 미국 암학회에서는 20년 동안의 다양한 연구를 바탕으로 다음의 결과를 발표했다.

"고기를 많이 먹는 사람은 어쩌다 한 번 먹는 사람들에 비해서 대장암이 걸릴 확률이 30~40% 높다. 더 충격적인 사실은 고기를 이용해서 만든 햄, 핫도그, 소시지 등을 많이 먹는 사람은 대장암에 걸릴 확률이 50% 이상 증가한다."

고기 섭취와 대장암 발병의 유관성이 높은 데는 여러 가지 이유가 있을 수 있다. 고기는 섬유질을 갖고 있지 않으며, 대장에 머무는 동안 발효가 진행되어 인체에 유해한 균들이 다량 발생한다. 또한 고기를 소화시키기 위해서는 담즙산이 많이 분비되어야 하는데, 이 담즙산 자체가 매우 독성이 강해 이 또한 대장에 해를 끼칠 가능성이 높다. 대장암의 발병 이유를 한두 가지로 잘라 말하기는 어렵겠지만, 고기 섭취가 대장암 발병률을 높인다는 것만은 분명한 사실이다.

인체의 항상성을 회복시키는 밥상 혁명

지금 이 순간에도 수많은 사람들이 암 선고를 받고 있다. 하지만 말기암의 경우, 현대 의학은 '마음의 정리'를 권하는 것 외에 달리 해줄 것이 없다. 이때 의지가 강한 사람들은 스스로 암과 싸워 기적을 만들어낸다. 이 기적의 비밀은 바로 식이요법이다. 그렇다면 그들이 실천한 식이요법은 어떤 것일까. 사람에 따라 조금씩 차이가 있긴 하지만, 기적적으로 암을 이겨낸 사람들이 제일 먼저 하는 일은 모든 종류의 고기와 유제품을 끊는 것이다. 그리고 껍질을 벗기지 않은 현미와 잡곡, 된장 등의 발효식품과 비타민, 미네랄이 가득한 유기농 채소와 과일을 삼시 세끼 충분히 섭취함으로써 그동안 억눌려 있던 인체의 '항상성homeostasis' 회복에 돌입한다.

그들의 이 같은 노력은 면역세포의 기능을 최대한 강화하여 암세포를 깨뜨릴 힘을 부여하는 것으로 집결된다. 겉보기에는 말라서 안타까울지언정 암을 이겨낼 만큼 강한 인체로 탈바꿈하고 있는 것이다. 그렇다고 해서 아이를 어릴 때부터 채식주의자로 만들어야 한다는 말은 아니다. 다만 이제는 동물성 식품이 건강을 지켜준다는 잘못된 믿음에서 벗어나 보다 다양하고 건강한 밥상을 차려야 한다는 것이다.

식생활이 혁명적으로 바뀌지 않는 한 우리 아이들은 결코 암의 위협으로부터 벗어날 수 없다. 아직 어리다고 해서 암에 대한 경계를 늦추어서는 안 된다. 지금 암으로 고통 받고 있는 수많은 사람들이 성장기부터 시작된 잘못된 식습관에 대한 대가를 치르고 있는 것인지도 모른다고 생각하면 오늘 저녁 아이 밥상을 다시 한 번 들여다보게 될 것이다.

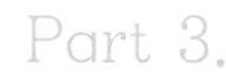

기름진 밥상이 아이를 망친다

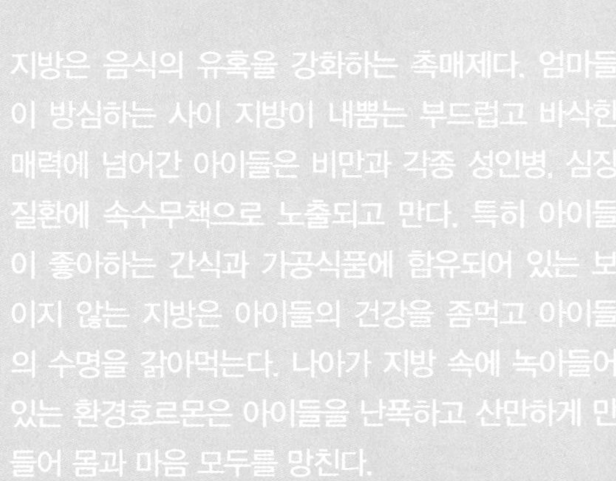

지방은 음식의 유혹을 강화하는 촉매제다. 엄마들이 방심하는 사이 지방이 내뿜는 부드럽고 바삭한 매력에 넘어간 아이들은 비만과 각종 성인병, 심장질환에 속수무책으로 노출되고 만다. 특히 아이들이 좋아하는 간식과 가공식품에 함유되어 있는 보이지 않는 지방은 아이들의 건강을 좀먹고 아이들의 수명을 갉아먹는다. 나아가 지방 속에 녹아들어 있는 환경호르몬은 아이들을 난폭하고 산만하게 만들어 몸과 마음 모두를 망친다.

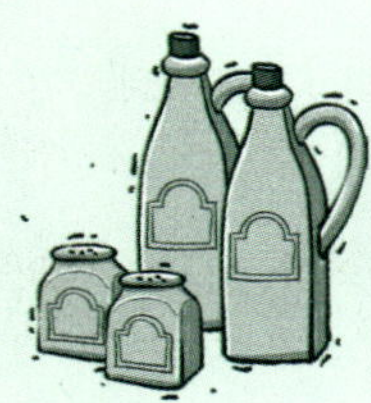

Part 3.

아이의 미래를 갉아먹는 소아비만

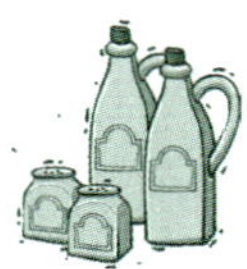

비만이 건강의 적이라는 것은 누구나 알고 있다. 비만은 고혈압과 당뇨, 심혈관질환의 시발점이고, 온갖 암의 원인이 된다. 하지만 머리로는 그 심각성을 충분히 알고 있지만 실천이 따라 주지 않아 문제다. 더구나 아이들은 포만감에 대한 인지력이 낮고 음식에 대한 자제력이 약해서 맛있는 음식이 앞에 있으면 한정 없이 먹으려 든다. 특히 아이들이 좋아하는 과자나 간식 같은 인스턴트식품들은 소아비만의 주범이다. 아이들의 입맛을 사로잡는 부드럽고 아삭한 맛 뒤에는 지방이 도사리고 있기 때문이다.

식습관 개선이 비만 예방의 최선책

세계보건기구는 비만을 '각종 성인병을 유발하는 질병'으로 규정하고 있다. 비만이 수명 결정과 성인병 유발의 중요한 지표임을 알아챈 미국의 생명보험사들은 비만의 정도에 따라 보험료를 조정하고 있다. 똑같은 조건의 가입자라도 비만인 사람은 이미 질병을 갖고 있는 것으로 간주해 더 많은 보험료를 물리는 것이다.

상황은 우리나라도 비슷해서, 2005년 국민건강영양조사에 따르면 국내 20세 이상의 비만 유병률은 31.5%로 나타났다. 3명당 1명은 비만이라는 얘기다. 특히 비만은 증가추세가 빨라, 7년 전인 1998년의 비만 유병률이 26.3%였던 것에 비하면 엄청나게 증가했다. 이 같은 추세로 미루어볼 때 2025년에는 2명 중 1명꼴로 비만이 나타날 것이라는 추측이 가능해진다.

비만의 증가는 성인병의 증가로 이어진다. 국민건강보험공단 자료에 의하면, 2000년도에 비해 2005년에 당뇨병 환자는 1.6배, 심장질환 환자는 1.45배, 심근경색 환자는 1.5배 증가한 것으로 집계되고 있다. 비만과 성인병의 증가추세가 단시간 내에 동반 급상승하고 있다.

특히 10대에 이미 비만에 이른 아이들은 성인병으로부터 자유로울 수 없다. 아직은 심각한 질병이 나타나지 않았다 하더라도 오래지 않아 고혈압이나 당뇨, 심혈관질환이 나타날 가능성이 높다. 비만이 원인이 되어 발생하는 질병은 우리가 전혀 불편을 느끼지 못한 상태에서 20~30년간 서서히 진행되며, '당장 살을 빼지 않으면 큰일 나겠구나' 싶은 시점은 대개 40대 중반 이후에 다가온다.

그러나 이미 나이가 들고 성인병이 발병했을 때는 되돌리기에는 너무 늦어 버린 상태가 대부분이다. 비만이 갉아먹어 버린 수명을 되찾는 것은 거의 불가능하다. 이때는 말 그대로 목숨 걸고 다이어트를 해야 한다. 체중조절 성패는 수명과 직결되므로 일찍부터 식습관을 개선해 아이들의 비만을 예방하는 것은 밥상을 차리는 엄마의 의무라고 할 수 있다.

건강을 위협하는 지방의 유혹

'비만' 하면 가장 먼저 떠오르는 것이 지방이다. 대한민국 사람이라면 누구나 좋아하는 삼겹살 사이사이에 박혀 있는 하얀 지방, 바삭바삭한 닭튀김에서 묻어나는 기름기, 이런 것들만 과감하게 외면할 수 있어도 체중 걱정은 안 하고 살 수 있다.

그러나 지방의 유혹은 너무나 강렬하다. 지방이 주는 부드러움과 바삭함은 다른 어떤 음식도 흉내 낼 수 없는 매력이다. 무엇보다, 지방이 많은 음식은 맛있다. 10대의 아이들이 훗날의 건강을 염려하여, 지방이 주는 만족감과 풍요로운 기분을 포기할 것이라고는 기대하기 힘들다.

아이들은 말할 것도 없고, 성인들 역시 지방을 전혀 안 먹고 사는 것은 사실 불가능에 가깝다. 아이들이 지방의 유혹에 빠지지 않기 위해서는 엄마가 먼저 지방의 정체를 알고 그에 대한 태도를 분명히 해야 한다.

지방의 종류만 해도 제법 많다. 포화지방, 트랜스지방, 불포화지방산, 오메가-3, 오메가-6 등 내용은 잘 몰라도 '트랜스지방 0g'이나 '오메가-3 함유 제품' 등의 광고 문구는 제법 익숙하다. 이들 지방에 대해 조금만 알아두면 지방이 주는 막연한 불편함이나 두려움으로부터 벗어날 수 있고, 몸에 좋은 지방으로 식단을 구성하는 방법도 배울 수 있다.

성장과 비만을 가르는 양날의 칼, 포화지방

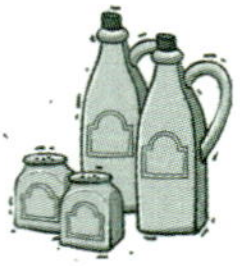

먼저 포화지방에 대해 알아보자. 포화지방이라 하면, 일단 '나쁜 지방'이라는 생각을 먼저 떠올리게 된다. 하지만 포화지방은 인체에 반드시 필요한 영양소다. 포화지방은 아이들이 성장하는 데 필요한 에너지를 아주 효율적으로 공급해 주며, 인체 내에서 에너지 저장소 역할을 하게 된다. 모유에 포함된 지방의 50% 이상이 포화지방이라는 점만 봐도 영아기의 급속한 성장에 포화지방이 얼마나 중요한 역할을 하는지 짐작할 수 있다. 또한 포화지방은 구부러지지 않고 단단한 한 쌍의 젓가락 모양을 이루고 있어 60조 개에 이르는 세포의 막에 뼈대 같은 역할을 한다.

이렇게 중요한 역할을 하는 포화지방이 나쁜 지방이라는 오명을 뒤집어 쓴 것은 그 섭취량이 너무 많기 때문이다. 성장기에 있는 아이들에겐 포

화지방이 반드시 필요하지만, 이미 성장이 끝난 성인이 포화지방 함량이
높은 음식을 많이 섭취하면 인체 내에서 다 사용되지 못하고 몸 안에 쌓
이게 된다. 과잉 섭취된 포화지방은, 성장기 아이들의 경우와는 반대로
인체를 녹슬게 만들어 노화를 촉진하고, 호르몬의 변화를 조장하며, 대사
이상을 만들어 당뇨나 고혈압, 심장질환, 암 등의 질병을 유발한다.

눈에 보이지 않는 포화지방

포화지방 섭취를 줄이기 위해서는 포화지방이 많이 들어 있는 식품이
무엇인지 알아야 한다. 포화지방은 다른 지방과 달리 상온에서 고체 형태
로 존재한다. 쇠고기나 돼지고기 사이사이에 박혀 있는 하얀 비계, 닭고
기의 껍질 아래 들러붙어 있는 누런 기름 덩어리, 자장면을 먹고 난 뒤 시
간이 흐르면 하얗게 올라오는 기름 덩어리들이 생활 속에 가장 쉽게 접할
수 있는 포화지방이다.

그러나 눈에 보이지 않는 포화지방은 그보다 훨씬 더 많다. 포화지방은
다양한 모습으로 위장한 채 우리 몸속으로 들어온다. 돼지고기 100g당 약
15.5g, 버터와 돼지기름에서는 각각 51.5g과 40g 가량이 포화지방이다.
하루 포화지방의 권장섭취량이 15g임을 생각해 보면, 돼지고기 살코기 반
근만 먹어도 하루 권장량의 3배 이상을 섭취하는 셈이 된다.

또한 고기를 전혀 안 먹는 아이들조차 포화지방 과잉 섭취가 될 수 있는
데, 아이들이 좋아하는 과자나 패스트푸드에도 엄청난 양의 포화지방이
들어 있기 때문이다. 아이를 비만으로 만들고 싶지 않거든 피자, 아이스

크림, 빵 같은 간식을 엄격하게 제한해야 한다. 조금은 괜찮겠지 하고 방심하는 동안 포화지방은 금세 권장량을 넘어서고 만다.

아이들이 좋아하는 간식의 포화지방 함량

우유 1잔 (200ml)	6g	식빵 1장	9g	햄 1장	3g	치즈 1장	3g
도넛 1개	4.1g	치즈케이크 1조각	4g	패스트리 1조각	6g	크러스트 피자 2조각	20g
팝콘 1봉지	8.6g	과자 1회 섭취량 평균	3.6g (최대 8.2g)	초콜릿 종류 평균	2.8g (최대 8.2g)	아이스크림 콘 1개	14g
패스트푸드점 감자튀김	2.6g	라면	8g				

식품의약품안정청 발표 자료

'트랜스지방 0g'이란 표시를 믿으세요?

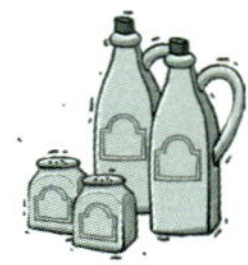

내가 어렸을 때 어머니는 종종 스테인리스 사발에 김이 모락모락 나는 하얀 쌀밥을 퍼 담고 그 위에 노란 마가린을 한 숟갈 올려주시곤 했다. 여기에 간장을 조금 넣어서 비벼먹으면 얼마나 행복했던가.

얼마 전까지만 해도 마가린은 포화지방을 대신할 만한, 건강한 식물성 지방으로 알려져 세계적인 호응을 얻었다. 그러던 것이 '트랜스지방'이라는 단어의 등장과 더불어 순식간에 밥상에서 자취를 감추고 말았다. 추억의 이름으로 되돌아보면 아쉬운 일이 아닐 수 없지만, 트랜스지방의 무서움을 알고 나면 절대 부엌에 들일 수 없는 식품이 마가린이라는 것을 알게 된다.

포화지방보다 3배 이상 위험한 트랜스지방

트랜스지방이 뭔지는 몰라도 그것이 몸에 해롭다는 것을 모르는 사람은 없을 것이다. 한동안 모든 언론이 '트랜스지방'을 토픽으로 올린 덕분이다. 그 결과, 아이들이 좋아하는 대부분의 과자들이 '트랜스지방 0g'을 표방하고 나섰다.

트랜스지방은 원래 자연계에 존재하지 않던 것으로, 액체 상태의 식물성 지방이 수소화 공정을 거쳐 고체화되면서 만들어진 것이다. 마가린과 쇼트닝이 그 대표주자인데, 요즘은 마가린이나 쇼트닝을 직접 접할 일이 드물어졌지만, 실제로는 거의 모든 가공식품에 트랜스지방이 함유되어 있다고 해도 과언이 아니다.

트랜스지방의 유해성이 도마에 오른 것은 1990년 이후의 일이다. 영국 의학 잡지 란셋은 트랜스지방 섭취를 2% 늘리면 심장병 발생 위험이 25%나 증가한다는 연구 결과를 게재해 세계를 긴장시켰고, 하버드대학에서도 트랜스지방이 간암, 유방암, 대장암, 당뇨병 등의 발생과 관련이 있다는 연구 결과를 발표해 트랜스지방의 공포를 알리기 시작했다.

하지만 인류는 이미 60년 동안 트랜스지방에 찬사를 보내며 적극적으로 섭취해 왔다. 그 사이에 트랜스지방은 조용히 비만을 일으키고, 동맥경화나 관상동맥질환 같은 심장질환을 유발하며, 뇌혈관질환 심지어 암까지 일으키고 있었던 것이다. 특히 트랜스지방이 심혈관계 질환의 발병에 미치는 영향은 포화지방 섭취 시보다 3배 이상 높은 것으로 드러나 충격을 주고 있다.

먹은 만큼 해로운 트랜스 지방

트랜스지방의 심각성을 대중에 알린 것은 '오레오사건'이다. 2003년, 미국의 변호사 조지프는 어린이들이 좋아하는 비스킷인 오레오에 트랜스지방이 함유되어 있다는 사실을 공개하지 않은 오레오 제조사 크래프트에 소송을 제기했다. 여론의 표적이 된 크래프트 사는 오레오를 포함한 모든 자사 제품에서 트랜스지방을 제거하겠다고 발표하며 사건을 서둘러 무마했다.

하지만 이 사건은 트랜스지방의 실체와 공포를 빠르게 알렸고, 결국 FDA는 모든 가공식품과 패스트푸드에 트랜스지방의 함량 표시를 의무화하기에 이르렀다.

"트랜스지방은 안전 섭취량이 없으며, 먹으면 먹은 만큼 해롭다"는 것이 미국 국립의학연구소의 공식 입장이다. 트랜스지방은 전혀 섭취하지 않는 것이 좋다는 얘기다.

그러나 현대 사회에서 트랜스지방 섭취를 '제로'화하는 것은 불가능하다. 어떤 형태의 가공식품도 일절 안 먹는 특수한 식사법을 고수하지 않는 한 트랜스지방은 호시탐탐 아이들의 밥상을 노리고 있기 때문이다.

이 같은 현실을 반영하여 WHO는 트랜스지방 섭취에 대한 최소한의 기준점을 마련했다. 성인의 경우 대략 하루에 2.2g 이하, 만 1~3세 아동은 하루에 1.3g 이하, 만 4~6세 아동은 1.8g 이하로 섭취할 것을 권고한 것이다.

'트랜스지방 0g'인 과자, 믿어도 될까?

우리나라에서 트랜스지방 함량 표기가 의무화된 것은 2007년이다. FDA 규정의 영향을 받은 식약청은 어린이 먹거리 안전 종합대책의 하나로, 국내 가공품의 트랜스지방 함량 의무표시와 더불어 함량의 수치를 낮출 것을 권고했다. 그리고 이듬해인 2008년, 트랜스지방 함량이 급격히 줄어들어 국산 과자류의 85%가 '트랜스지방 0g으로 표시할 수 있는 수준'이라고 발표했다.

'트랜스지방 0g으로 표시할 수 있는 수준'이란 0g이 아니라 '트랜스지방 0.2g 미만'을 의미한다.

'트랜스지방 0g으로 표시할 수 있는 수준'이란 0g이 아니라 '트랜스지방 0.2g 미만'을 의미한다. 트랜스지방의 공포에 사로잡혀 있던 엄마들은 '트랜스지방 0g' 과자의 출현에 안도했다. 하지만 '1회 제공 기준량(30g) 내 0.2g 미만'이라는 것을 알게 되면 어떤 기분이 들까. 한꺼번에 60g을 먹으면 최대 0.4g의 트랜스지방을 섭취할 수도 있다는 얘기다.

투명사회를 위한 정보공개센터의 자료에 의하면, 국내 유통 중인 가공식품 중 트랜스지방 함량이 0%인 식품은 단 하나도 없으며, 실제로는 아이들이 좋아하는 과자류, 식빵이나 페스트리 등의 빵 종류, 햄버거, 도넛, 팝콘, 피자 등의 모든 음식에 트랜스지방이 들어 있다.

트랜스지방이 많은 것으로 알려진 햄버거나 도넛의 함유량이 0.5g인 것에 비추어볼 때, '0g'의 표시 기준이 되는 '0.2g'은 엄청난 수치다. 특히 어린아이들에게 과자를 봉투째 쥐어 주는 것은 아이를 비만과 성인병, 심장질환으로 내모는 것과 다를 바가 없다. 당신이 번지르르한 광고에 속는 동안 아이들의 몸은 '달콤한 살인자'의 유혹에 중독되어 녹슬어가고 있는 것이다.

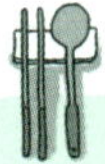 ## 트랜스지방의 등장, 마가린과 쇼트닝

나폴레옹 3세는 1800년대에 운반과 보관이 용이하면서도 저렴한 버터를 만들기 위해 고민했다고 한다. 전쟁터에서 병사들에게 먹일 버터를 대신할 지방을 찾고 있었던 것이다. 이후 과학자들은 오랜 연구를 통해 식물성 기름이 가지고 있던 유통과 보관의 문제를 획기적으로 해소하게 된다. 상온에서 액체인 식물성 기름에 수소를 첨가하면 식물성 기름이 고체로 변형되어 보관과 유통이 쉽고, 변질이나 산패의 위험도 상당 부분 비켜갈 수 있다는 것을 발견하게 된 것이다. 그 결과물이 바로 1950년대부터 쏟아져 나온 '마가린'과 '쇼트닝'이다.

아이들 밥상에 오메가-3 지방산을 올려라

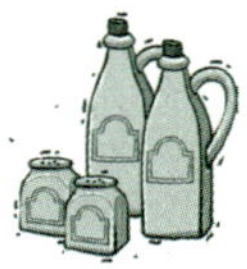

공장에서 만들어낸 콩기름이 출시되기 전에는 대부분의 식물성 지방 섭취가 열매나 곡식 자체로 이루어졌고, 기름이라고 해봤자 개인이 각자의 집이나 방앗간에서 소량으로 눌러 짠 것이 전부였다. 그러다 공업용 용매를 사용해서 기름을 추출하게 되면서 저렴한 식물성 지방의 풍요를 맛보게 된 것이다.

식물성 지방은 동물성 지방에 비해 심리적 거부감이 낮고 심장병이나 만성질환 예방에 도움이 된다는 인식이 퍼지면서 흔히 식용유라고 불리는 콩기름이나 옥수수유가 폭발적인 인기를 얻었다. 하지만 가정에서 엄마들이 사용하는 해바라기유, 포도씨유, 콩기름, 옥수수유, 참기름 등의 식물성 지방은 오메가-6 지방산, 즉 다중불포화지방산을 다량 함유하고 있다.

　'오메가'라는 명칭이 붙으면 좋은 기름이라고 착각하기 쉽지만 사실은 그렇지 않다. 과잉된 오메가-6 지방산은 우리 몸속에서 대사되면서 염증 물질을 만든다. 미세염증은 겉으로 드러나지는 않지만, 비만과 관상동맥 질환, 류머티스성관절염, 뇌졸중, 치매, 노화를 일으키는 등 만병의 근원이 된다.

오메가-6 지방산을 막을 수 없다면 오메가-3 지방산을 늘려라

　오메가-6 지방산과 함께 언급되어야 하는 것이 오메가-3 지방산이다. 오메가-3 지방산은 대사 과정에서 혈관을 확장시키고, 오메가-6 지방산이 염증물질을 만들지 못하도록 막는 역할을 하며, 다양한 질병을 예방하고 치료하는 기능을 한다. 오메가-6 지방산을 많이 먹어도 오메가-3 지방산을 많이 먹으면 그 폐해로부터 비켜갈 수 있다는 말이 된다.

　따라서 오메가-6 지방산을 많이 먹는 것은 당연히 경계해야 할 문제지만, 더욱 중요한 것은 오메가-3 지방산과의 비율이라고 할 수 있다. 건강을 유지하기 위해서는 오메가-6 지방산과 오메가-3 지방산의 섭취 비율을 4:1 수준으로 유지해야 한다. 계산상으로야 오메가-6 지방산의 섭취를 줄이고 오메가-3 지방산의 섭취를 늘리면 된다는 얘기지만, 이게 그렇게 녹록치 않은 일이다. 오메가-6 지방산은 지천으로 널려 있는 데다 한꺼번에 많이 먹을 일이 잦은 반면에, 오메가-3 지방산을 함유하고 있는 지방은 극히 제한적인데다 한꺼번에 다량으로 섭취하는 일도 쉽지 않기 때문이다.

인류 탄생 이래 오메가-6 지방산과 오메가-3 지방산의 섭취 비율은 거의 1:1을 유지해 왔다. 이것은 오메가-3 지방산의 섭취가 많았다기보다는 오메가-6 지방산으로 대표되는 식물성 지방 자체를 많이 섭취하지 못했기 때문이다. 그러다 공장에서 만들어진 식물성 지방이 대량 공급되기 시작하면서 오메가-6 지방산의 섭취는 폭발적으로 증가했다. 구석기시대 이후 70만 년 동안 1:1의 비율을 유지해 오던 이들의 관계가 최근 100년 동안 30:1을 선회하는 비율로 조정된 것이다.

그러니 어떻게든 오메가-3 지방산 섭취를 늘리기 위해 노력하지 않는 한 우리 아이들은 오메가-6 지방산의 위협에 무방비상태로 노출될 수밖에 없다. 특히 아이들이 좋아하는 돈가스나 도넛, 핫도그를 비롯한 각종 튀김, 유탕 처리된 과자 등은 튀기는 과정에서 빠져나오는 수분의 자리를 기름이 채우게 된다. 이 같은 과정은 집에서 만드는 음식도 마찬가지여서 콩기름이나 옥수수유 등으로 음식을 하면 오메가-6 지방산을 피할 방법이 없다.

반찬 만들 때 들기름을 사용해라

오메가-3 지방산의 섭취를 늘리기 위해서는 들기름 사용을 늘리는 것이 가장 좋다. 식물성 지방 중에 오메가-3 지방산의 함량이 가장 높은 것은 들기름과 아마씨유다. 카놀라유나 콩기름에도 소량이나마 오메가-3 지방산이 들어 있다. 그 외 기름은 1% 미만으로 큰 의미가 없다.

그러나 아마씨유는 일부 수입식품 전문매장에서나 구할 수 있고, 그나마 우리가 섭취하기 쉬운 들기름은 비빔밥이나 김 구울 때 사용하는 게 전부다 보니 섭취량을 늘리는 데 한계가 있을 수밖에 없다. 게다가 들기름은 다른 기름에 비해 값이 비싸고, 부패를 막아주는 리그난이라는 항산화제의 함량이 낮아 산패되기 쉽다. 특히 고열에 약해서 튀김이나 구이를 할 때는 사용하기 어렵다는 단점이 있다.

그래도 들기름을 포기할 수 없는 이유는 들기름의 60% 이상이 오메가-3 지방산 성분으로 이루어져 있기 때문이다. 산나물이나 김치를 볶을 때 등 음식을 조리할 때 들기름 사용을 늘리는 것이 섭취의 한 방법이 될 수 있다. 들기름은 섭씨 0~5도에서 보관하며 기름을 짠 뒤 1개월 이내에 먹는 것이 좋다.

카놀라유, 좋지만 안전까지 보장할 수는 없다

카놀라유는 오메가-9 지방산이 60%, 오메가-3 지방산이 11% 정도 들어 있어 성분조합 면에서 다른 기름에 비해 우수한 편이다. 최근에는 국내산 압착 카놀라유가 선보이고 있지만 값이 비싸고 구하기가 어려워 대부분 수입에 의존하고 있다.

수입산의 경우, GMO(Genetically Modified Organism 유전자 조작 농산물)로 만든 제품일 가능성이 높다는 것이 문제다. 현재 전 세계적으로 유전자 조작 농산물의 재배면적 중 25%를 옥수수, 콩, 면화, 카놀라(유채)가 차지하고 있다는 점에 비추어 보면, 농약 폐해는 고사하고 안전성조차 의심하지 않을 수 없다. 많은 주부들이 가족들에게 보다 좋은 기름을 먹이기 위해 카놀라유를 선택하고 있지만 그 기름에 GMO가 섞여 있지 않으리란 보장은 없다.

우리나라에는 아직 가공식품에 대한 GMO 표시 의무가 없다. 현재 GMO나 방사선 조사 표시 의무에 대한 법안이 입안 중이기는 하지만, 예외규정이 많고, 설사 법안이 수립된다고 해도 3년간 유예기간을 둘 예정이라 기업들이 감추고 싶어 하는 것들을 소비자들이 정확하게 아는 데까지 많은 시간이 걸릴 것으로 보인다. 카놀라유가 좋다는 것은 분명하지만, 지금 시중에 나와 있는 제품들을 믿고 먹을 수 있느냐에 대해서는 논란의 여지가 많다.

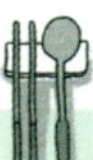 ## 아이들 면역을 강화해주는 오메가-9 지방산

인체의 면역 기능에 사용되는 오메가-9 지방산은 단일불포화지방산을 가리키는 것으로, 올리브유와 카놀라유가 대표적이다. 특히 올리브유는 이탈리아 사람들의 장수 비결의 하나로 알려져 있어 세계적으로 큰 인기를 얻고 있다. 그러나 올리브유 역시 지방의 하나일 뿐, 그 자체가 건강식품이라고 착각하는 것은 곤란하다.

얻는 것보다는 잃는 것이 더 많은 콩기름

콩기름도 8% 정도의 오메가-3 지방산을 함유하고 있다. 하지만 오메가-3 지방산을 위해 콩기름을 먹어야 하느냐는 질문에는 쉽게 대답하기 어렵다. 콩기름은 건강식으로 언급하기는 너무나 치명적인 약점을 가지고 있기 때문이다.

공장에서는 콩 속에 들어 있는 기름을 최대한 많이 짜내기 위해 핵산이라는 휘발성 용매를 사용한다. 핵산은 잉크나 기름세척제, 접착제 등을 만드는 데 사용하는 석유계 용매로, 몇 년 전 안전성 논란에 휩싸인 바 있다. 게다가 황갈색의 콩기름을 맑고 투명하게 만드느라 기름 속에 녹아 있는 천연 항산화물질마저 모두 제거하고, 그로 인한 산패를 막기 위해 인공 항산화물질을 첨가한다. 시중에 유통되는 콩기름은 자연물질이라기보다는 인공물질에 가까운 상태로 변질되어 버린 것들이다.

이에 더해, 콩기름의 원료가 되는 콩은 전량 수입을 하고 있는데, 매년 90~100만 톤가량의 유전자조작 콩이 식용유 공장으로 유입되고 있는 것으로 알려져 있다. 그러니 얼마 안 되는 오메가-3 지방산을 섭취하기 위해 위험하기 그지없는 콩기름을 먹을 수는 없는 노릇이다.

하루에 한 끼는 꼭 고등어 반찬 먹여라

오메가-3 지방산을 식품으로 섭취할 때 가장 좋은 것은 등 푸른 생선이다. 등 푸른 생선 하면 가장 먼저 떠오르는 것이 고등어, 꽁치, 연어, 참치 등이다. 밥상에 자주 오르는 갈치나 조기, 굴비 등에도 오메가-3 지방산이 들어 있긴 하지만 그 함량이 너무 낮아서, 오메가-3 지방산만 놓고 얘기하자면 명함도 내밀기 힘들다.

현재 오메가-3 지방산 하루 섭취 권장량은 600~1000mg이다. 이는 중간 크기의 고등어 한 마리를 식구 4명이 나누어 먹으면 섭취 가능한 수준이다. 꽁치나 작은 캔에 들어 있는 참치는 2명이 나누어 먹으면 권장량 정도를 섭취하게 된다. 날마다 등 푸른 생선을 조리해 먹는다는 것은 쉬운 일이 아니다. 더욱이 폭발적으로 증가하고 있는 오메가-6 지방산과의 비율을 4:1까지 맞추는 것은 불가능에 가까운 일이다.

최근 EPA와 DHA 성분을 전면에 내세운 건강보조제가 인기를 끌고 있는데, 이들 성분이야말로 오메가-3 지방산의 핵심이라고 할 수 있다. EPA와 DHA 성분이 관심을 받기 시작한 것은 1970년이었다. 덴마크 학자들은 에스키모들이 뚱뚱하고 기후 특성상 신선한 과일과 채소를 먹을 수 없는데도 불구하고 심혈관질환이나 뇌졸중에 잘 걸리지 않는 이유에 주목했다. 그들이 얻은 결론은 에스키모의 주식 중 하나인 물개 고기와 등 푸른 생선이었다. 이들 식품 안에 함유되어 있는 EPA와 DHA 등의 오메가-3 지방산이 질병을 예방하고 치료하는 역할을 하고 있었던 것이다. 이 같은 사실이 밝혀지면서 지방에 대한 세상의 관점은 또 한 번 크게 이동하게 되었다.

기름은 열 받으면 독이 된다

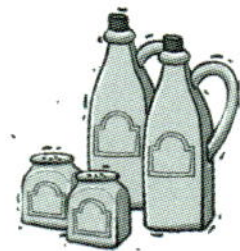

많은 주부들이 기름은 유통기한이 없다고 생각한다. 뚜껑만 따지 않으면 문제없다는 것이 보통의 생각인데, 이 생각은 맞기도 하고 틀리기도 하다. 공장에서 식용유를 만들 때는 인공 항산화제를 첨가한다. 이는 기름이 변질될 가능성이 있음을 의미하는 것이다. 모든 가공식품에는 변질을 막기 위한 방부제가 들어가는데, 그 효능에는 한계가 있다. 시중에 유통되는 식용유에 표기되어 있는 유통기한은 대개 2~3년이다. 따라서 지방 역시 변질의 가능성을 염두에 두고 가급적 제조일자가 가까운 것을 선택하는 것이 좋다.

특히 참기름이나 들기름은 변질되기 쉬워서 반드시 유통기한을 확인해야 한다. 종종 방앗간 등에서 직접 짠 제품을 사다 먹는 일도 있는데, 이

때는 보관 상태를 잘 살펴야 한다. 참기름과 들기름은 열과 빛에 의해 변질될 수 있으므로 상온에서 몇 달씩 두고 판매하는 것이라면 아예 먹지 않는 것이 좋고, 바닥에 찌꺼기가 가라앉아 있는 것은 더욱 위험하다고 할 수 있다.

공장에서 생산된 식용유는 개봉 시까지는 비교적 안전하다. 기름의 질을 떨어뜨리는 가장 직접적인 이유가 공기와의 접촉이기 때문에 밀봉상태에서는 산패의 위험을 걱정하지 않아도 된다.

기름을 사용할 때 가장 주의해야 할 것은 산패다. 산패란 기름이 공기와 장시간 접촉했을 때 산성화되는 것을 말하는데, 산패가 일어나면 기름에서 불쾌한 냄새가 나고, 맛이 나빠지거나 빛깔이 변하게 된다.

이 같은 변화는 공기 속의 산소와 빛, 열, 세균, 효소, 습기 등의 작용에 의하여 기름이 화학 변화를 일으키기 때문에 생기는 것으로, 맛의 변화는 물론 비타민이나 아미노산 등의 영양소도 파괴되고, 독성을 일으키기도 한다.

지방의 산패는 식용유 외에도 지방이 함유되어 있는 모든 식품에서 동일하게 발생한다. 산패는 지방의 특성이나 화학 변화를 일으키는 방식에 따라 조금씩 차이를 보이지만, 아무리 좋은 기름이라도 몇 달씩 사용하는 것은 독을 만들어 내는 것과 다를 바 없다.

기름을 변질시키는 또 다른 요인으로는 열을 꼽을 수 있다. 오메가–3 지방산 덕분에 사랑을 받고 있는 들기름도 생산과정에서 고온의 열을 가하면 산패되어 오히려 독으로 작용한다. 들깨로 기름을 짤 때는 온도가 높을수록 더 고소하고 기름의 양도 많아진다. 때문에 필요 이상의 열을 가하게 되는데, 기름의 온도가 섭씨 170~180도를 넘기게 되면 벤조피린이라는 발암물질이 생성된다.

이렇게 고온에서 생산된 기름을 조리과정에서 다시 가열하게 되면 정말로 불난 집에 기름을 붓는 격으로 산패가 가중된다.

건강을 위해 들기름 섭취량을 늘린다는 것이 오히려 건강을 해치게 되는 것이다.

식당에서 사용하는 기름, 믿을 수 있을까

언젠가 소비자 고발 프로그램에서 보여주었던 일부 중국 음식점의 기름 사용 실태는 국민적인 경악과 분노를 자아냈다. 며칠씩 탕수육을 튀겨내 산패될 대로 산패된 시커먼 기름에 입이 떡 벌어지고, 그 기름을 다시 자장 볶을 때 사용한다는 말에 벌어진 입을 다물 수가 없었다.

모든 중국 음식점에서 이런 일이 벌어지고 있는 것은 아닐 것이다. 하지만 모든 식당에서, 우리 어머니들이 하는 것처럼, 한 번 사용한 기름을 버릴 것이라고 기대하기는 어렵다. 점심식사 메뉴로 사랑받고 있는 돈가스, 최고의 야식이라 할 수 있는 프라이드치킨, 비싼 값을 치르고 먹는 새우튀김 등을 보면, 정말 신선하고 깨끗한 기름에 튀긴 것일까 하는 의구심을 지울 수가 없다.

최근에는 이탈리아산 압착 올리브유를 사용해서 닭을 튀긴다고 광고하는 치킨집도 제법 많아졌다. 하지만 기름의 종류 못지않게 중요한 것이 사용방법이다.

　최고급 올리브유라 하더라도 며칠에 걸쳐 수십 마리의 닭을 튀겨낸다면 그것은 시간과 고온의 조합이 만들어낸 발암물질일 뿐이다. 그 과정을 직접 눈으로 본다면 어떤 엄마도 아이들에게 바깥음식을 먹일 수는 없을 것이다.

환경호르몬을 먹고 있는 아이들

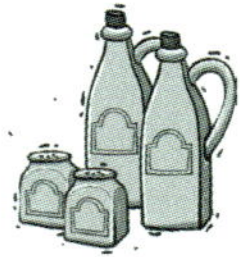

최근 들어 초등학교 저학년 여학생들이 가슴이 커지고 생리를 시작하는 일이 종종 벌어지고 있다. 영양상태가 좋아서 성장이 빠르다고 하지만, 아무리 그렇다 치더라도 8~9세에 2차 성징이 나타난다는 것은 너무 이르다. 30~40년 전만 해도 여학생들의 생리는 고등학생 때 시작하는 것이 보통이었고, 빨라야 중학교 때쯤 시작되었다. 요즘은 초등학교 5~6학년 무렵부터 생리를 하는 것으로 조사되고 있다.

아이들의 2차 성징이 빨라지는 것은 서구화된 식습관과 관련이 깊다. 서구화된 식단과 칼로리의 과잉은 비만을 유발한다. 비만은 겉모습뿐만 아니라 몸속의 지방세포까지 살찌게 만드는데, 이 지방세포에서 여성호르몬과 비슷한 작용을 하는 물질을 지속적으로 내보내 2차 성징을 앞당기는 것이다. 그런데 그 시기가 10세 미만으로 낮아졌다니 이는 심각한 문제가 아닐 수 없다. 이 정도의 현격한 변화는 식생활의 서구화나 비만만으로는 설명하기 어렵다. 결국 아이들의 몸을 조숙하게 만드는 또 다른 무언가가 있다는 얘기인데, 학자들은 그 범인으로 환경호르몬을 지목하고 있다.

몇 년 전, 우리나라에서도 '환경호르몬'이 사회적 이슈로 떠오른 적이 있다. 플라스틱에서 환경호르몬이 녹아난다고 해서 집집마다 그릇을 유리나 도자기로 바꾸느라 분주했고, 모유에서 환경호르몬의 대표 격인 다이옥신이 검출되었다고 해서 아기를 둔 엄마들이 충격에 휩싸이기도 했다.

하지만 어느 순간, 이런 쇼크도 논란의 중심에서 벗어나 잊혀져가고 있다. 그러나 지금 당장 피부로 느낄 만한 문제가 벌어지지 않았다고 해서 환경호르몬 문제가 해결된 것은 아니다. 환경호르몬 문제는 아직도 현재 진행형이며, 앞으로 문제가 커져 심각한 국면에 이르게 될 것이 분명하다.

환경호르몬은 쓰레기 소각 매연, DDT를 비롯한 농약, 살충제, 플라스틱, 음료수 캔, 스티로폼 등에 들어 있는 다이옥신 등 70여 종의 물질을 가리킨다. 이들 성분은 피부와 호흡기, 음식 등을 통해 인체로 들어와 가짜 호르몬의 역할을 하며 내분비계를 교란한다. 환경호르몬의 무서움이 바로 여기에 있다.

인체 내에서 정상적으로 분비되는 호르몬의 양은 우리가 상상하지 못할 정도로 적은 양이다. 인체에 작용하는 80가지 호르몬은 대부분 백만 분의 1mg이나 일억 분의 1mg 정도의 양으로 신경계와 생식계, 면역계를 통제하고 있다. 여성호르몬 하나만 두고 보더라도, 여성이 평생에 걸쳐 분비하는 여성호르몬(에스트로겐)의 양은 찻숟갈 하나 정도다. 그런데 외부에서 들어온 물질(다이옥신)이 이와 유사한 작용을 일으킨다면 인체의 균형이 깨져 여성화나 성조숙증 등이 나타날 수 있으며, 건강에 치명적인 영향을 끼친다. 환경호르몬은 아무리 적은 양이라도 인체에 미치는 영향은 지대하다.

엄마 몸속에 쌓인 환경호르몬이 기형아를 만든다

환경호르몬은 성호르몬에 가장 심각한 영향을 끼치는 것으로 보고되고 있다. 남성호르몬과 여성호르몬의 균형을 흐트러트리고, 여성호르몬 중에서도 에스트로겐과 프로게스테론의 균형을 깨뜨려 남성의 여성화를 유발한다. 또한 여성들에게는 에스트로겐 과잉을 일으켜 성조숙증과 자궁내막증에 의한 극심한 생리통을 유발하고, 불임의 원인이 되기도 한다.

남자 아이들의 선천성 요로기형 및 성기 이상이 급격히 증가하고 있는 것 또한 엄마의 체내에 축적된 환경호르몬의 영향이 크다는 것이 의학계 전반의 의견이다. 나아가 성장기 아이들의 집중력 저하, 난폭한 성향, 과잉행동 등도 환경호르몬의 영향이 적지 않은 것은 물론, 인체의 면역체계를 약화시켜 암을 유발하는 원인이 되는 것으로 알려져 있다.

이탈리아 파도바 의과대학의 카를로 포레스타 교수 연구팀이 공개한 연구 자료에 의하면 남성의 성기가 60년 전에 비해 1센티미터나 작아졌다고 한다. 이 결과에 대해 연구팀은 "다이옥신, 농약, 중금속, 화학물질 등 환경오염 물질들 때문에 남성호르몬(안드로겐) 작용이 급격히 감소한 것"이라는 분석을 내놓아 환경호르몬의 위협을 다시 한 번 각인시켰다.

다이옥신의 90%는 음식물 섭취에 의해 유입

환경호르몬을 피하는 방법은 무엇일까. 결론부터 말하자면, 현대사회에 살면서 환경호르몬을 피할 길은 없다.

우선 생활환경부터가 문제다. 집을 만들 때 사용되는 건축자재부터 내장재로 사용되는 벽지와 바닥재, 페인트, 가구 등 사람을 둘러싼 주거 공간 전반이 환경호르몬에 오염되어 있다 해도 과언이 아니다. 특히 새집증후군을 일으키는 새 물건들은 엄청난 양의 환경호르몬을 분출한다. 샴푸, 주방세제, 세탁세제는 물론 모기약, 플라스틱 용기, 통조림, 폐건전지, 염소 표백된 종이 등 환경호르몬은 도처에 널려 있다.

더 큰 문제는 입을 통해 직접 섭취하는 음식이다. 식품의약품안정청의 발표에 의하면, 다이옥신의 90%는 음식물 섭취에 의해 유입된다. 플라스틱 용기에 담겨 있는 컵라면, 음료수나 통조림의 캔, 병뚜껑의 내부를 둘러싼 코팅막 등 식품 관련 포장재를 비롯하여 사료와 항생제를 먹고 자란 소나 돼지, 닭고기는 물론 달걀과 우유, 농약과 화학비료를 뿌려 키운 농산물, 심지어 마시는 물조차 안전을 보장할 수 없다.

그중에서도 가장 위험한 것은 지방이 많이 함유된 육류다. 다이옥신을 포함한 환경호르몬은 동물의 지방에 가장 잘 축적되기 때문이다. 쇠고기, 돼지고기, 닭고기 등 육류의 섭취는 환경호르몬의 섭취와 직결된다고 해도 과언이 아니다. 꽃등심, 삼겹살, 보쌈, 프라이드치킨 등 지방이 포함된 육류라면 일단 환경호르몬을 의심해 보아야 한다. 아이들에게 고기를 먹지 못하게 할 수 없다면 최소한 기름이 많은 부분은 떼어내고 먹게 하는 것이 그나마 환경호르몬의 체내 유입을 줄이는 방법이다.

우유의 득과 실, 냉정하게 따져보라

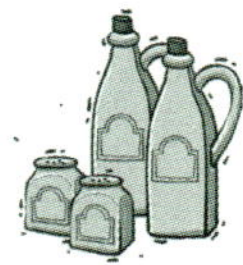

완전한 영양배합 식품으로 각광받아 온 우유가 환경호르몬에 오염되어 있을 가능성이 있다는 의문이 제기되면서 아이에게 우유를 계속 먹여도 괜찮은지를 묻는 어머니들이 많아졌다. 우유의 위험성을 지적하는 연구 결과가 수시로 쏟아져 나오면서 우유에 대한 의구심을 증폭시키고 있긴 하지만, 우유를 외면하기엔 '성장'이라는 매력이 너무 큰 까닭이다.

특히 환경호르몬의 폐해를 연구하는 학자들은 우유를 절대 먹어서는 안 되는 식품으로 꼽고 있어 논란이 끊이지 않고 있다. 연구자의 입장에 따라, 그리고 연구 분야에 따라 우유의 득과 실은 극명하게 나뉜다. 상황이 이렇다 보니 우유에 대한 취사선택은 결국 개인의 몫으로 남겨지게 된다. 우유를 마심으로써 얻을 수 있는 이점과 폐해에 대해 보다 많은 정보를 수집하고 판단하는 능력을 길러야 건강한 밥상을 차릴 수 있다는 얘기다.

우유 속에 들어 있는 환경호르몬

소를 기르는 목장 하면 가장 먼저 떠오르는 것이 드넓은 초원과 따사로운 햇볕이다. 하지만 실제로 대부분의 젖소는 몇 평 안 되는 시멘트 바닥 위에서 공장 식으로 사육된다. 이 젖소들은 사료로 제공되는 콩과 옥수수를 주로 먹고 자라는데, 유전자 변형 콩과 수확량을 높이기 위해 살충제와 제초제를 사용한 옥수수가 이들 사료의 상당수를 차지하고 있을 것으로 추산되고 있다. 또한 소가 초원의 풀을 뜯어먹으며 자란다 할지라도 이 풀 역시 대기 중의 다이옥신에 노출되어 있을 가능성이 높아 안심할 수만은 없다는 것이 학자들의 의견이다.

이렇게 환경호르몬으로 오염된 사료를 먹고 자란 소의 고기와 우유에는 환경호르몬이 축적될 가능성이 높고, 이 환경호르몬은 결국 아이들 밥상까지 오르게 된다. 특히 인체에 축적되는 다이옥신의 80%가 육류와 생선, 달걀, 우유를 포함한 유제품을 통해 유입된 것이라는 연구 결과는 우유의 효용과 폐해를 저울질하게 만드는 중요한 계기가 되었다.

우유의 위험성을 지적하는 학자들이 걱정하는 것 역시 우유의 지방이다. 우유의 지방은 소가 사료를 통해 섭취한 환경호르몬이 가장 잘 녹아들 수 있는 구조로 이루어져 있기 때문이다. 우유는 기본적으로 지방 함량이 매우 높은 식품이다. 가정에서 애용하는 1리터짜리 우유 한 팩에는 35g의 지방이 들어 있다. 이 지방 중 60%는 비만, 심장질환, 고혈압의 원인이 되는 포화지방 형태를 띠고 있는데, 우유 1리터에는 21g의 포화지방이 들어 있어 일일 권장량인 15g을 훌쩍 뛰어넘는다. 포화지방 하면 흔히 아이들 과자나 튀김류의 간식을 경계대상으로 떠올리지만 우유 속 지방은 미처 인지하지도 못하는 사이에 아이들의 건강을 위협하고 있는 것이다.

2세 이후 아이들에겐 저지방 우유를

이런 위험 가능성에도 불구하고 어머니들이 우유를 쉽게 포기하지 못하는 이유는 우유가 아이들의 성장과 건강에 기여하는 공이 적지 않기 때문이다. 우유 속에 함유되어 있는 칼슘은 성장기 아이들의 뼈 형성에 직접적인 영향을 미쳐 아이들을 더 크고 빠르게 성장하게 해준다. 아이를 또래보다 크게 키우고 싶은 부모 입장에서는 절대 포기할 수 없는 기적의 식품이 우유인 것이다. 또 길게 놓고 보면 우유에 들어 있는 칼슘이 대장암이나 유방암의 발병을 낮춘다는 연구결과도 있고, 우유가 심장질환이나 뇌졸중의 발생 가능성을 낮춰준다는 연구 결과도 많다. 영국 카디프 대학의 피터 엘우드 교수는 40만 명의 성인을 28년 동안 추적 조사한 결과, 우유를 많이 마시는 사람들은 우유를 적게 마시거나 전혀 안 마시는 사람들에 비해 심장질환과 뇌졸중의 위험이 눈에 띄게 낮았다고 밝히고 있어 학계의 이목을 집중시킨 바 있다.

우유에 대한 논란은 세계 의학계와 영양학계가 안고 있는 뜨거운 감자 중의 하나다. 이런 상황에서 아이에게 우유를 먹여라, 먹이지 마라 말하기엔 조심스러운 것이 사실이다. 하지만 그의 폐해와 기여도를 두루 감안

하는 지혜를 발휘한다면 우리 아이 밥상을 보다 건강하게 차리는 데 도움이 되지 않을까 싶다.

다만, 우유 섭취 여부에 대한 확답을 아직 내리지 못했다면 가급적 저지방 우유를 선택할 것을 권한다. 특히 아이가 만 2세를 넘어서면 지방 함량이 2% 미만인 저지방 우유를 먹이는 것이 좋다. 우유의 지방은 간과하기 쉽지만 지속적으로 섭취할 경우, 고혈압이나 당뇨 등의 만성질환을 야기할 가능성이 높다. 최근 많은 학자들이 지방세포의 크기가 급격히 커지는 5세 이후 포화지방의 함량이 높은 우유를 먹이는 것은 만성질환의 발병을 앞당길 수 있다고 말해 우유의 지방에 대해 재고할 것을 요구하고 있다. 미국이나 유럽 등 소아비만이 심각한 나라에서 학교 급식으로 저지방 우유를 제공하고 있다는 점은 이 같은 의견을 방증하는 좋은 예라 하겠다.

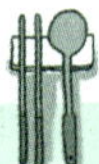 ## 우유 마시면 설사하는 아이

우유를 마시면 설사나 복통을 일으키는 아이들이 종종 있다. 이는 우유에 들어 있는 락토오스라는 당을 소화시킬 능력이 없을 때 일어나는 '락토오스 거부증' 증상으로, 전체 인구의 70% 정도가 이 같은 증상을 겪는다. 특히 아시아와 아프리카 사람들은 우유를 소화시킬 때 필요한 락타아제라는 효소를 생성하지 못해 우유를 마시면 불편감을 느끼게 된다.

락토오스를 제거해 소화 장애를 개선한 우유나 우유에 비해 락토오스 함량이 낮은 치즈, 요구르트를 통해 칼슘을 공급하는 것이 대안이 될 수 있다. 특히 요구르트는 우유에 비해 칼슘 함량이 높은 것으로 알려져 있어 우유를 대체할 만한 칼슘 공급원으로 권할 만하다.

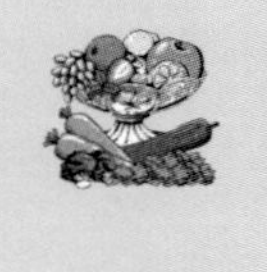

채소와 과일,
선택이 아닌 필수다

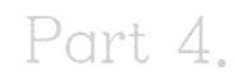

아이가 건강하고 똑똑하게 자라기를 바란다면 비타
민과 미네랄의 섭취를 늘려야 한다. 그러려면 아이
밥상에 채소와 과일을 올려야 하는데, 여기에도 엄
격한 기준이 필요하다. 밭에서 금방 따다 씻어 먹던
시절과는 상황이 많이 달라졌기 때문이다. 죽은 땅
에서 농약을 뒤집어쓰고 자란 채소라면 건강에 이
롭지 못할 수 있으며, 유전자조작에 의해 키워진 농
작물은 더욱 더 위험할 수 있다. 아이의 평생 건강
을 바란다면 엄마가 깐깐해져야 한다.

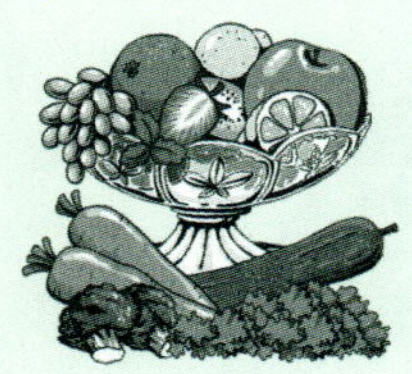

Part 4.

간 해독, 어른들만의 문제가 아니다

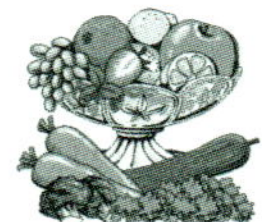

　현대 도시인들은 독소 안에서 살아가고 있다고 해도 틀리지 않다. 공기에도, 물에도 많은 오염물질이 녹아들어가 있고, 밥상 음식도 독소 천지다. 과일과 채소에도 농약성분이 검출되고 있으며, 주식으로 먹는 쌀과 밀, 콩 등의 곡류에도 살충제와 제초제, 성장촉진제가 잔류하고 있다. 하물며 사육한 쇠고기와 돼지고기, 닭고기 그리고 우유를 비롯한 유제품은 달리 말할 것도 없다. 이들 식품은 말 그대로 항생제와 환경호르몬의 발원지라고 할 수 있다.

　해독이라고 하면 어른들이 술 마신 다음날 먹는 콩나물국이나 해장국을 쉽게 떠올리지만 독소에 노출된 아이들에게도 간 해독은 필수 과정이다.

　입과 코와 피부를 통해 우리 몸으로 들어온 독소들은 간에서 이물질로 간주되어 '해독'이라는 과정을 거쳐 몸 밖으로 배출된다. 해독과정이 제대로 진행되지 못하면 외부에서 유입된 독소들이 독성이 강한 물질로 변화하여 우리 몸을 공격하게 되어 인체의 항상성이 파괴된다.

흔히들 '웬만한 독은 간이 한 번 걸러 주면 깨끗해진다'고 생각하지만, 이는 해독작용이 얼마나 복잡한 과정을 통해서 일어나는지 몰라서 하는 소리다. 간은 여러 단계에 걸쳐 독소를 분해한다. 몸으로 유입된 독소는 A에서 B로, B는 C로, C는 다시 D, E, F 등의 다단계 과정을 거쳐 해독이 된다. 일련의 과정이 모두 완벽하게 이루어져야 해독작용이 마무리된다.

각각의 단계에는 각기 다른 비타민과 미네랄, 아미노산이 사용된다. 예를 들면, A가 B로 변환되는 단계에서는 비타민 C가 필요하고, C가 D로 전환되는 단계에서는 셀레늄이 필요하다. 또 J가 K로 변환될 때는 아연이 사용되며, S가 T로 변환될 때는 글라이신이라는 아미노산이 사용된다. 그러니 단계별로 필요한 비타민과 미네랄, 아미노산이 한 가지라도 부족하면 해독작용이 원활하게 이루어질 수 없고, 우리 몸은 독소의 공격에 무방비로 노출되고 만다.

아이스크림, 과자, 빵, 초콜릿 등을 자주 먹는 아이들은 독소에 무방비로 노출된 것이나 마찬가지다. 과장해서 얘기하자면, 아이들은 간식으로 착색제, 착향료, 발색제, 유화제, 향미증진제, 방부제 등 이름도 생소한 수많은 식품첨가물, 즉 독을 먹고 있는 셈이다. 아이들에게 비타민과 미네랄이 풍부한 채소와 과일을 최대한 많이 먹이라고 강조하는 이유는 바로 이 때문이다.

성적 올리려면 밥상을 풀밭으로 만들어라

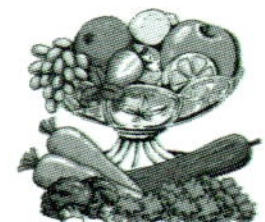

오늘 아침, 아이에게 먹였던 음식들을 떠올려 보라. 하얀 쌀밥, 기름진 고기, 햄이나 어묵 같은 가공식품. 엄마는 아이의 건강과 성장을 위해 기름진 밥상을 차리지만 흘러넘치는 거대 영양소는 독이 되어 아이들을 공격한다.

100여 년 전만 해도 우리는 날마다 끼니를 걱정하며 살았다. 음식은 풍족하지 않았고, 밥상은 온통 '보리밥'에 '풀밭'이었다. 밭에서 금방 따온 채소와 껍질째 먹는 통곡류가 태반이었다. 양질의 지방이나 동물성 단백질은 구경조차 하기 힘들었다.

동물성 단백질과 지방이 풍부한 고기, 탄수화물이 응축된 단 음식, 음식의 맛을 돋우는 소금이 너무나 귀해 1년에 몇 번밖에 먹을 수 없었기 때문에 인체는 이런 음식을 만날 때마다 가능한 한 많이 섭취하라는 강력한 신호를 내보내게 된다.

이 같은 신호는 인간의 유전자에 새겨진 본능이라 거역할 수 없을 정도로 강렬하다. 반면 수십만 년 동안 질리도록 먹어 온 통곡류와 채소의 비타민, 미네랄, 섬유질 등은 원하기만 하면 언제든 섭취할 수 있는 것으로 간주되어 식욕을 자극하지 못한다. 인간의 몸은 비타민과 미네랄을 거부하고 거대 영양소를 욕심내도록 진화해 왔다.

그러한 연유로 아이들 스스로 밋밋한 채소 반찬을 찾는 일은 기대하기 어렵다. 엄마가 의지를 갖고 적극적으로 개입하지 않으면 아이 밥상은 개선되지 않는다. 아이들이 원하는 대로 단맛과 짠맛이 강화된 가공식품이나 고기로 밥상을 채우면 아이들은 비타민과 미네랄 부족에 노출되고, 결과적으로 아이들의 간은 만성적인 피로를 겪을 수밖에 없다.

비타민과 미네랄이 부족한 밥상

현대인의 밥상을 노리는 거대 자본은 인간의 이러한 성향을 정확히 꿰뚫어보고 있다. 그들은 공장식 축산업을 통해 쇠고기, 돼지고기, 닭고기를 대량 공급하며 고기에 대한 욕망을 부추기고, '웰빙'으로 포장한 축산 제품들로 동물성 식품에 대한 환상을 만들고 있다.

가공식품을 만드는 식품회사도 마찬가지다. 아이들이 좋아하는 과자를 먹어 보면 얼마나 달고 짠지 정신이 아찔할 정도다. 아이들이 최고의 반찬으로 치는 햄이나 라면, 피자도 마찬가지다. 이렇게 단맛과 짠맛에 대한 욕구에 사로잡힌 아이들은 점점 더 달고 짠 음식을 찾게 되고, 공장에서 쏟아져 나오는 가공식품들은 엄청난 양의 설탕과 소금을 안고 밥상에 오르게 된다.

이제는 아이들조차 영양보조제를 먹는 것이 당연시되고 있을 정도다. 실제로 우리가 밥상 위에서 섭취하는 비타민과 미네랄은 인체를 설계대로 돌리는 데는 턱없이 부족한 양이다. 비타민과 미네랄이 우리 몸에서 얼마나 중요한 일을 하고 있는지를 생각한다면 당장 오늘 저녁 밥상부터 달라져야 한다.

골고루, 충분히 먹이고 있습니까?

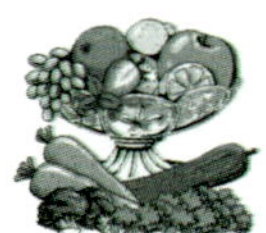

대부분의 아이들은 나물이나 샐러드, 김치 같은 음식을 좋아하지 않는다. 엄마가 건강을 위해 브로콜리나 시금치 같은 반찬을 준비해도 아이들이 맛있게 먹어줄 리 만무하다. 아이에게 비타민과 미네랄을 보충해 줘야겠다고 마음먹었다가도 아이가 반찬투정을 하며 숟가락을 내려놓으면 이내 결심이 흔들리고 만다. 뭐라도 먹여야 한다는 생각에 마음을 바꾼다.

제 역할을 하지 못하는 필수영양소 일일권장량

많은 요리연구가들이 세끼 식사를 규칙적으로 하고, 음식을 골고루 먹는다면 아이들의 성장이나 건강 유지에 필요한 비타민과 미네랄은 충분하다고 말하고 있다. 하지만 이 말에는 두 가지 함정이 숨어 있다. 하나는

‘골고루’ 먹는다는 것의 문제고, 다른 하나는 ‘충분하다’는 말이다.

먼저 충분하다고 말하는 기준부터 생각해 보자. 이 말의 기준점은 아마도 일일권장량일 것이다. 일일권장량은 1920년대에 등장한 이래 큰 변화 없이 영양소 섭취량의 절대적인 기준으로 적용되고 있다. 어떤 영양소건 일일권장량만큼만 먹으면 최고의 건강을 유지할 수 있으며, 그 기준을 초과하면 영양 과잉이나 건강에 치명적일 것 같은 걱정이 앞선다. 하지만 그 진실을 알게 되면 우리가 그동안 얼마나 큰 오해를 하고 있었는지 알 수 있다.

‘비타민 결핍’ 하면 생각나는 것이 괴혈병, 각기병, 야맹증, 구루병 같은 질병이다. 이들 병이 정확히 어떤 병인지는 몰라도 초등학교 자연 시간에 열심히 외운 덕에 ‘비타민 A‑야맹증’, ‘비타민 C‑괴혈병’ 하는 식의 단어 짝짓기는 아직도 머릿속에 남아 있을 것이다. 하지만 최근에 누군가 그런 병에 걸렸다는 얘기를 들어본 적은 없을 것이다. 그렇다면 현대인들은 모두 비타민을 충분히 섭취하고 있는 것일까?

괴혈병이니 각기병, 야맹증, 구루병 같은 질병은 100년 전까지만 해도 전 세계적으로 매우 흔한 질병이었다. 이들 질병은 지금의 성인병이나 만성질환보다 더 심각한 문제를 일으켜 각각의 급성결핍질환을 예방하기 위한 가이드라인이 절실했다. 그래서 나온 것이 바로 10가지 필수영양소에 대한 일일권장량(RDA)이다. 즉, 일일권장량은 각각의 영양소들이 결핍되었을 때 나타나는 급성결핍질환을 예방할 수 있는 최소 요구량이라는 얘기다. 이후 일일권장량에 포함된 영양소의 목록도 많아지고 일일권장량의 정의도 확대되었지만, 큰 틀은 변화 없이 오늘날까지 사용되고 있다.

문제는 일일권장량이 최고의 건강상태를 유지할 수 있는 양처럼 여겨지고 있다는 데 있다. 하지만 일일권장량은 더 이상 제 역할을 하지 못하고 있다. 급변한 현대의 식생활과 만성질환을 제대로 반영하지 못한 채 제자리걸음을 하고 있으니, 건강에 대한 영향력 역시 저하될 수밖에 없다. 영양 섭취를 얘기할 때는 반드시 개개인의 나이와 성별, 직업, 생활환경, 유전적 요인, 식생활, 운동습관 등이 반영되어야 한다. 인체에 필요한 영양소의 종류와 양은 개인에 따라 다르기 때문이다.

아이들에게 필요한 것은, 이미 과거의 이야기가 되어 버린 비타민 결핍증에 대한 대비가 아니라, 사회문제가 될 만큼 만연해 있는 만성질환과 암을 예방하고 치료하기 위한 항상성 회복에 필요한 용량이다. 인체 설계가 아직 '과거형'이니 영양 섭취 역시 그에 걸맞게 변화되어야 한다.

비타민과 미네랄이 부족하면 다른 영양소도 무용지물

세끼를 '골고루' 잘 먹인다는 것은 무슨 의미일까? 인체가 필요로 하는 주요 영양소를 살펴보면 우리가 정말 골고루, 풍족하게 먹어온 것인지 의문이 생기게 된다.

우리가 먹는 음식 속에는 크게 탄수화물, 단백질, 지방의 거대 영양소와 비타민과 미네랄(무기질) 등의 미세 영양소가 들어 있다. 비타민에는 또 비타민 A, 비타민 B, 비타민 C , 비타민 D, 비타민 K가 있고, 이중 비타민 B는 B_1, B_2 등의 7가지 영양소로 다시 나누어진다. 그리고 미네랄에는 칼슘, 마그네슘, 칼륨, 인, 황, 염소 등이 있고, 철분, 아연, 구리, 망간, 셀레

늪 등이 포함된다. 여기에 아주 작은 양의 무기질까지 더하면 100가지가 넘는 것으로 알려져 있다.

탄수화물, 단백질, 지방은 기본적으로 뇌세포, 심장세포, 근육세포, 간세포, 면역세포의 골격을 형성하는 역할을 하며, 각각의 세포가 작동하는 데 필요한 에너지를 만드는 연료 역할을 한다. 그러나 이들 거대 영양소만으로는 세포를 제대로 작동시킬 수 없다. 이는 시계 속 톱니바퀴와 비슷하다. 시계가 제대로 작동하기 위해서는 수없이 많은, 다양한 크기의 톱니들이 서로 맞물려 돌아가야 하는 것처럼, 거대 영양소라는 큰 톱니바퀴를 돌리기 위해서는 여러 개의 작은 톱니바퀴들이 필요하다.

바로 이 작은 톱니바퀴의 역할을 하는 것이 비타민이고 미네랄이다. 물론 비타민과 미네랄은 독립적으로도 기능을 하지만, 인체라는 거대한 설계도 상에서는 큰 톱니바퀴를 돌리는 역할을 주로 하게 된다. 단 하나의 톱니라도 제대로 돌아가지 않으면 고장 나고 마는 것처럼, 인체는 이 작은 톱니바퀴들이 제 역할을 충분히 해낼 때 건강이 유지된다. 비타민과 미네랄의 중요성은 바로 여기에 있다. 비타민과 미네랄이 부족하면 기껏 섭취한 다른 영양소도 무용지물이 되고 만다.

우리는 정말로 아이들에게 세끼를 골고루 잘 먹이고 있는 것일까? 평소 요리하는 것을 좋아하고 다양한 메뉴와 조리법 개발을 위해 노력하는 엄마라 해도 이 많은 영양소들을 골고루, 충분히 먹이고 있다고 확신할 수는 없을 것이다. 아이들의 음식투정을 있는 대로 받아 주고 있다면 아이의 밥상을 다시 한 번 찬찬히 들여다보아야 할 것이다.

오렌지주스는 비타민 C의 보물창고?
그럴리가요!

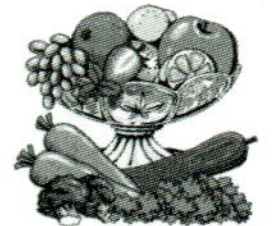

"피곤해서 혓바늘이 돋았으니 오렌지주스나 한 병 사들고 가서 비타민 C를 보충해야겠다."

어릴 때 어머니에게 종종 들었던 이 말은 매우 인상적이어서 오랫동안 내 머릿속에 각인되어 있었다. 어머니의 그 말씀 속에는 '혓바늘은 몸이 피곤하다는 신호다. 피곤에는 비타민 C가 도움이 된다. 오렌지주스에는 비타민 C가 많다'는 정보가 담겨 있다.

어머니의 말씀이 모두 옳은 것은 아니다. 앞의 두 얘기는 그럭저럭 맞다 하더라도, 세 번째 생각은 완전히 잘못된 것이다. 우리 어머니뿐만이 아니다. 대부분의 사람들이 피곤하거나 감기에 걸렸을 때 오렌지주스를 마시면 양질의 비타민 C를 보충할 수 있다고 믿는다. 그러나 그것은 집에서 직접 갈아먹는 오렌지주스에나 해당되는 이야기다.

가게에 100% 오렌지주스는 없다

시중에 나와 있는 대부분의 오렌지주스 앞면에는 '100% 오렌지주스'라고 쓰여 있다. 하지만 제품 뒷면의 라벨을 보는 순간 혼란스러워진다. 성분표시에 '오렌지주스 100%'라고 쓰여 있는 게 아니라, '오렌지 과즙 농축액, 환원수, 비타민 C, 구연산, 합성착향료, 오렌지향, 액상과당' 등등 너무도 많은 성분명이 표시되어 있기 때문이다.

시중에서 판매되는 대부분의 오렌지주스는 농축환원주스다. 오렌지 농축액을 물로 희석해서 만든 주스라는 뜻이다. 원재료의 농도가 100% 이상 희석되면 식품첨가물이 포함되어 있더라도 '100%'로 표기가 가능하기 때문에 '100% 오렌지주스' 표현이 성립될 수 있는 것이다.

실제로 농축 환원된 오렌지주스는 미국이나 브라질에서 오렌지의 즙을 짜낸 뒤 가열과정을 통해 약 1/7 부피로 농축시켜 냉동상태로 수입된다. 이것을 해동해 7배의 물을 붓고 살균과정을 거친 것이 우리가 마시는 오렌지주스다. 이렇게 복잡한 제조과정을 거치는 동안 물류비용이 절감되고 보관기간은 늘어나지만 본래 오렌지에 들어 있던 비타민 C와 오렌지 맛을 내는 식물성 항산화 물질은 파괴되고 만다.

때문에 손실되어 버린 맛과 향, 영양성분을 보강하기 위해 오렌지 농축액을 본래의 농도로 환원시키는 과정에서 이런저런 첨가물을 사용하게 된다. 결국 우리는 오렌지를 직접 갈았을 때보다 더 달고 신 오렌지 향을 통해 과장된 신선함을 느끼게 되는 것이다. 열과 시간에 취약한 비타민 C 는 이 같은 제조과정을 견디지 못한다. 결국 원래 오렌지주스와 비슷한 영양성분을 만들기 위해서는 인위적으로 비타민 C를 첨가할 수밖에 없다 는 얘기다. 오렌지주스에 오렌지향이나 비타민 C를 첨가해야 하는 모순 은 이런 배경 위에 성립된 것이다.

주스 라벨, 앞면보다 뒷면에 관심을 가져라

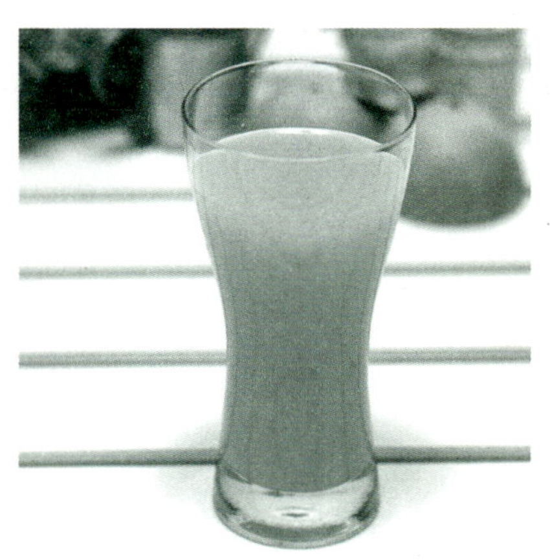

시중에서 판매되는 대부분의 오렌지주스는 농축환원주스다.
오렌지 농축액을 물로 희석해서 만든 주스라는 뜻이다.

오렌지주스를 선택할 때는 항상 제품 뒷면에 있는 라벨을 확인해서 첨가물들이 가장 적게 들어간 제품을 고르는 것이 좋다. 인공적으로 만들어진 첨가물은 조금이라도 적게 먹는 편이 건강에 유리하다.

최근에는 농축 환원 오렌지주스가 아닌 비농축 과즙 NFC(Non From Concentrate)를 사용하여 살균과정만 거친 제품들이 나오고 있다. NFC는 농축과정에서 파괴되는 비타민 C와 식물성 항산화물질의 파괴를 줄인 건강주스라고 할 수 있는데, 안타깝게도 이 역시 그대로 믿을 수만은 없다. 제품명에 NFC가 들어갔다고 해서 100% NFC 주스라는 얘기는 아니기 때문이다. 심지어는 NFC 비율이 5%도 안 되는 제품들조차 NFC를 전면에 내세우고 있으니 라벨을 확인해서 NFC 비율이 높은 제품을 선택하는 것이 좋다.

가장 좋은 것은 아무런 가공과정을 거치지 않은 압착식 주스다. 압착식 주스는 말 그대로 오렌지를 눌러 짜서 과즙을 낸 것으로, 집에서 만든 것과 가장 비슷한 주스가 바로 이것이다. 시중에 몇 가지 제품이 나와 있으나 가격이 보통 오렌지 주스에 비해 매우 비싸고, 몇몇 친환경식품 매장에나 가야 살 수 있다.

오늘 산 채소, 진짜 자연식품 맞습니까?

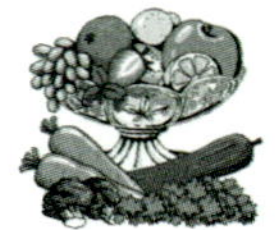

50년 전에도 사람들은 직접 재배한 배추와 채소로 김치를 담가 먹고, 된장찌개를 끓였다. 하지만 지금 우리가 먹는 채소는 그때 먹던 채소와는 전혀 다르다. 겉모습부터 다르다. 지금의 배추는 훨씬 크고 깨끗해졌으며, 채소는 한결 반듯하고 고르다. 과일 역시 빛깔도 좋고 알도 굵으며 단맛도 훨씬 강하다.

눈에 보이는 것이 다가 아니다. 채소와 과일이 말끔하게 상품성을 갖추는 동안 그 속에서 벌어지는 변화는 더욱 놀랍다. 문제는 훨씬 보기 좋아진 겉모습과 달리 속내는 눈에 띄게 형편없어졌다는 것이다. 특히 우리가 과일과 채소를 통해 섭취하고 싶어 하는 미네랄과 식물성 항산화 영양소는 우리를 실망시키기에 충분한 수준이다.

영국의 토마스 박사는 1940년에 조사되었던 '식품의 화학성분'과 1991년에 발간된 '식품의 구성성분'을 비교 분석한 결과, 27가지의 채소와 17가지 과일에 함유된 미네랄 양이 형편없이 적어졌다고 밝히고 있다. 그 51년 동안 채소에 함유되어 있는 구리의 함량은 76%가 줄어들었으며, 그 사이에 등장한 신품종 채소 7가지 역시 1960년부터 1991년까지, 31년 동안 아연의 함량이 59%나 줄어들었다. 과일에 함유되어 있는 미네랄 역시 20% 이상 감소된 경우가 대부분이라는 연구 결과는 '식물성 식품으로 차린 밥상이면 된다'는 사람들의 안심을 뒤흔들었다.

밭에서 나온 채소라고 다 자연식품은 아니다

채소와 과일의 영양적 가치가 하락한 첫 번째 원인은 토양의 변화에서 찾을 수 있다. 전통적인 농사법에서는 휴작과 윤작이 당연시되었다. 땅을 개간하는 일이 쉽지 않은 시절이었지만, 선조들은 몇 년에 한 번씩은 꼭 땅을 쉬게 하며 퇴비나 객토를 주어 기운을 회복시켜 주었다. 아무리 기름진 땅이라도 매년 곡물을 심으면 결국 황폐해져 병충해가 생기고 생산량이 저하되는데, 선조들은 오랜 경험을 통해 그 같은 지혜를 익히고 있었던 것이다.

휴작을 하지 않을 때도 매년 다른 작물들을 돌아가면서 심는 윤작을 통해 토양에서 특정 성분이 고갈되는 것을 예방했다. 각각의 작물들이 토양으로부터 흡수하는 영양소가 다르다 보니 같은 땅에 한 가지 작물만 계속 심으면 땅속에 특정 성분이 고갈되어 결국 생산량 저하로 이어진다는 것 역시 경험적으로 알고 있었다.

　수백 년 동안 지켜온 비옥한 토양은 산업적인 농경의 시작과 더불어 완전히 파괴되고 말았다. 휴작과 윤작이 없어지면서 토양 속의 미네랄이 고갈된 데다 생산량을 늘리기 위해 질소나 인 성분의 화학비료를 퍼붓고, 농작물에 화학 살충제와 제초제를 뿌려대니 땅이 남아날 리가 없는 것이다. 살충제에 내성이 생긴 해충들을 죽이기 위해 더 많은 화학비료와 더 독한 살충제가 살포되는 동안 땅은 완전히 질식 위기에 처하게 되었다.

　채소와 과일 속의 미네랄은 저절로 생기는 것이 아니다. 땅속에 있는 풍부한 미네랄을 흡수하여 잎과 열매에 간직하는 것이다. 미네랄 흡수는 땅속에 존재하는 셀 수도 없이 다양한 세균과 곰팡이들의 활발한 작용과 지렁이 같은 땅속 동물들의 도움을 통해 이루어진다. 그런데 대량생산을 위해 살포한 농약과 화학비료에서 나오는 중금속이 지렁이는 물론, 세균이나 곰팡이 같은 미생물의 수와 활동을 현저하게 감소시켜 땅의 생명력을 앗아가 버렸다. 결국 현대인들은 미네랄 함량이 미미한 '속 빈 강정'을 먹고 있는 것이다. 땅속의 풍부한 자양분을 먹고 자란 채소와 과일이 아닌, 화학적 처치에 의해 대량생산된 농작물을 과연 자연식품이라고 할 수 있을까?

진짜 보약은 제철에 유기농으로 키운 농산물

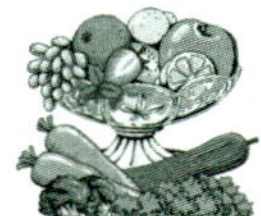

채소와 과일의 영양성분과 항산화물질은 토양과 재배방법에 따라 큰 차이를 보인다. 제철에 햇빛과 바람을 맞으면 자란 것인지 비닐하우스 안에서 속성으로 재배된 것인지에 따라서도 달라지고, 언제 채취해서 얼마나 오래 보관했는지에 따라서도 달라진다. 농약이나 화학비료의 사용 여부에 따라 달라지는 것은 말할 것도 없다. 제철에 생육에 필요한 충분한 광합성과 시간을 통해서 자연 재배된 채소와 과일은 수분 함량은 적은 반면 고형물의 함량이 높으며, 토양에서 얻어지는 무기질의 함량도 높다.

항산화물질이 두 배 많은 유기농 채소

유기농으로 재배된 채소와 과일은 영양성분과 항산화물질의 함량이 일반 채소에 비해 확연히 높은 것으로 조사되고 있다. 유럽에서 시행된 임상결과에서도 유기농으로 재배된 채소와 과일은 상업적으로 대량 경작된 농산물에 비해 비타민과 미네랄, 식물성 항산화 물질들이 40% 이상 높은 것으로 나타났다. 항암작용과 각종 질병의 치유작용으로 널리 알려진 녹차의 카테킨이나 토마토의 라이코펜, 마늘의 알리신 등은 전통방식으로 재배된 유기농 채소가 그렇지 않은 것들에 비해 두 배 가량 높은 것으로 알려지고 있다.

식물성 항산화물질은 미생물이나 곤충의 공격을 받아 생긴 채소의 잎이나 열매의 상처를 치유하고 살균과 살충작용을 한다. 식물성 항산화물질은 미생물이나 곤충의 공격을 많이 받을수록 많이 생성된다. 반면 농약과 화학비료를 사용하여 재배한 농산물은 미생물이나 곤충의 공격을 받을 일이 없기 때문에 항산화물질을 만들어 낼 필요가 없다.

식물성 항산화물질은 지금까지 인류가 생존해 오는 데 있어 너무나 중요한 작용을 해왔다. 사람들은 채소와 과일을 통해 이들 성분을 섭취함으로써 질병을 예방하고 치유해 왔다. 하지만 이제 이 놀라운 자연의 혜택도 점점 줄어들고 있다.

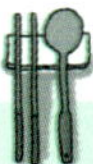

친환경 농산물이라고 해서 모두 유기농은 아니다. 아이들에게 보다 건강한 채소를 먹이기 위해서는 유기농, 무농약, 저농약 등 각각의 마크가 의미하는 바를 정확하게 이해하고 구입하는 지혜가 필요하다.

유기 농산물 _ 3년 이상 농약과 화학비료를 사용하지 않은 땅에서
　　　　　　 재배한 친환경 농산물

전환 유기농산물 _ 1년 이상 농약과 화학비료를 사용하지 않은
　　　　　　　　　 땅에서 재배한 농산물

무농약 농산물 _ 화학비료는 쓰지만 농약은 사용하지 않는 농산물

저농약 농산물 _ 화학비료를 사용하되, 농약은 일반 농산물의
　　　　　　　　 절반 이하로 사용한 농산물

우리 아이와 지구를 동시에 살리는 로컬 푸드

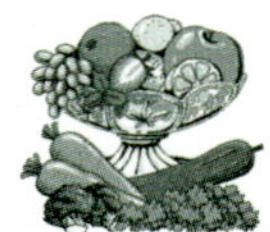

유엔개발기구 보고서에 따르면, 전 세계적으로 6억 명의 도시 생활자가 가족의 밥상을 지키기 위해 농사를 짓고 있다고 한다. 런던에서는 3만여 명이 임대텃밭 농사를 하고 있으며, 런던 가구의 14%가 자신의 정원에서 농사를 짓고 있다고 한다. 일본은 시민농원 시스템을 도입하고 있는데, 도쿄도(都)에만 448개소의 시민농원과 63개소의 체험농원이 있으며, 캐나다 밴쿠버나 미국 뉴욕에서도 도시텃밭 조성 활동이 활발하게 이루어지고 있다.

환경까지 생각하는 푸드 마일리지

장거리 운송을 거치지 않은 인근 지역 농산물이나 내 손으로 직접 기른 농산물을 '로컬 푸드'라고 한다. 로컬 푸드는 생명력을 간직하고 있는 건강한 농산물을 밥상 위에 올릴 수 있다는 영양학적 이점과 산지에서 출하된 식재료가 식탁에 오르기까지 수송거리, 즉 '푸드 마일리지'를 줄여 온실가스 배출을 감축해 지구 온난화를 예방할 수 있다는 이점 때문에 세계적인 호응을 얻고 있다. 내 가족과 지구를 동시에 살리는 식생활 혁명인 동시에 환경운동인 것이다.

일례로, 미국 캘리포니아 산 오렌지 5kg을 먹는다면, 미국에서 서울까지 트럭과 선박을 이용해 이동한 거리는 모두 11,000킬로미터에 이른다. 이 과정에서 2,600g의 이산화탄소가 배출된다. 반면에 같은 양의 제주도 산 감귤을 먹는다면 310g의 온실가스만 걱정하면 된다. 캘리포니아 산 오렌지에 비하면 1/8도 안 되는 수준이다. 푸드 마일리지는 오늘 당장 우리 아이의 몸속에 들어가는 영양소뿐만 아니라, 아이가 살아갈 미래의 환경까지 생각하는 소비의 기준인 셈이다.

저장과 함께 사라지는 비타민과 미네랄

저장방법의 발달은 푸드 마일리지의 의미를 퇴색시키고 있다. 오늘 아침, 밥상에 올린 당근이 제주도 당근이라 할지라도 밭에서 뽑아낸 지 얼마나 되었느냐가 중요하기 때문이다. 제주도 밭에 있던 당근은 트럭을 타고 달리다, 배를 타고 바다를 건너고, 육지로 넘어와서는 또다시 도매시장까지 도로를 달린다. 경매를 거쳐 소매상으로 옮겨진 당근은 진열대 위에서 손님을 기다린다. 이 중간에 세척이나 포장 과정을 거치기도 하고,

조리용으로 선별되어 식당으로 가기도 있다.

당신이 오늘 마트 진열대에서 신선한 당근을 골라잡았다고 해서 그 당근이 바로 오늘 저녁 밥상에 오르는 것도 아니다. 냉장고에서 일주일 이상 시간을 보낼 수도 있다.

그렇다면 오늘 아침, 우리 아이가 먹은 당근은 밭을 떠난 지 얼마나 된 것일까. 빨리 조리한 경우를 제외하고는 평균 4~5일은 족히 걸렸을 것이고, 자칫하면 당근 머리에서 새싹이 돋는 것도 종종 보게 될 것이다. 그래도 당신은 "당근은 쉽게 안 썩으니까······" 하며 별 걱정 안 할 것이다.

하지만 이 긴 시간 동안 당근 속에 들어 있던 비타민과 미네랄은 계속 파괴되어 간다. 특히 비타민 C와 엽산은 남아 있는 것보다 사라져 버린 양이 더 많을 수도 있다. 해외에서 수입되어 오랜 시간 운반, 저장된 채소나 과일들의 상황은 물어볼 것도 없다. 이들 식품은 식품성분표 자체가 의미가 없다고 해도 과언이 아니다. 가족의 건강을 위해서는 제철에 나온 우리 농산물을, 필요한 양만큼만, 그때그때 사다가 바로 조리해 먹는 습관이 매우 중요하다.

채소와 과일의 유통기한은?

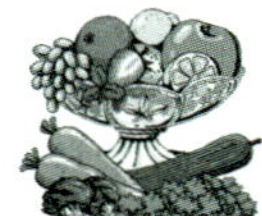

가공식품을 구입할 때 제조일자나 유통기한을 확인하는 것은 이제 일상적인 일이 되었다. 하지만 채소나 과일 같은 농산물을 구입할 때 유통기한을 체크하는 사람은 거의 없다. 저온창고에서 몇 달씩 보관된 귤도 꼭지만 안 떨어지면 믿을만하다고 생각하고, 여러 유통과정을 거친 당근도 흙만 묻어 있으면 신선하다고 생각한다. 밥상에 오를 날만 기다리며 냉장고 속에서 한 달을 보낸 무가 썩지 않는 것을 보니 유기농이 분명하다고 만족스러워한다.

그러나 농산물에도 엄연히 유통기한이 있다. 과일과 채소의 유통기한에는 가공식품의 그것보다 훨씬 더 엄격한 잣대가 필요하다. 아이들에게 생명력이 살아 있는 비타민과 미네랄을 먹이기 위해 장을 본다면 엄마는 지금보다 한결 더 깐깐해져야 한다.

조리로 파괴되는 영양소

오늘 밭에서 캐온 당근을 바로 조리해서 밥상에 올렸다고 해도 아이가 식품성분표에 수록된 영양소를 모두 섭취했다고 생각하는 것도 곤란하다. 밭을 떠난 지 얼마나 되었느냐 못지않게 중요한 것이 식품의 조리방법이다. 즉, 채소와 과일 속에 들어 있는 다양한 비타민과 미네랄은 삶았는가, 구웠는가, 생으로 먹는가에 따라 전혀 달라질 수 있다.

TV를 보면, 대학교수나 의사들이 나와서 각각의 채소나 과일의 주성분과 함유량을 예쁜 그림으로 보여주면서 '시금치 한 단을 먹으면 이만큼의 비타민과 미네랄을 섭취할 수 있다'고 친절하게 설명해 준다. 하지만 그들의 설명은 말 그대로 설명에 그치는 경우가 많다. 시금치 한 단을 예로 들어보자.

시금치의 영양성분(100g당)

열량 30kcal, 수분 89.4kcal, 단백질 3.1g, 지질 0.5g, 당질 5.2g, 칼슘 40mg, 인 29mg, 철 2.6mg, 나트륨 54mg, 칼륨 502mg, 비타민 B_1 0.12mg, 비타민 B_2 0.34mg, 나이아신 0.5mg, 비타민 C 60mg, 베타카로틴 3640μg

이런 자료를 보면 우리는 당연히 시금치 100g을 먹으면 영양성분에 표시된 영양소가 모두가 인체로 흡수되는 것으로 착각하게 된다. 하지만 시금치를 물에 씻고 끓는 물에 데치는 것만으로도 벌써 상당량의 영양소가 파괴되어 버린다. 특히 비타민 C는 수확 직후부터 파괴되기 시작한다. 시금치는 100g당 60~65mg이나 되는 많은 양의 비타민 C를 함유하고 있지만, 수확 후 10일이 지나면 80% 이상이 저절로 파괴되어 버린다. 나아가 여기에 열을 가하면 40~50% 정도가 손실되어 정작 입으로 들어오는 것은 얼마 되지 않는다.

식품에 함유되어 있는 영양성분은 그 종류나 양도 중요하지만 그것을 얼마나 신선한 상태에서 섭취하느냐가 관건이다. 아무리 영양조합이 좋은 식품이라 해도 섭취되는 양보다 파괴되어 사라져 버리는 양이 많다면 건강식으로서의 가치는 인정받기 어렵다. 가장 좋은 조리법은 '최소한의 조리'라는 것을 기억해야 건강한 아이 밥상을 만들 수 있다.

아이 밥상에
독을 올리지 마라

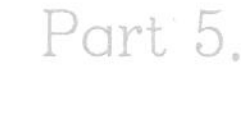

수십 가지 식품첨가물과 잔류농약, 항생제 등으로
버무려진 음식은 음식이 아니라 독이다. 우리가 알
지 못하는 사이에 너무도 많은 양의 독이 밥상에 오
르고 있다. 유난스러울 만큼 살피고 조심하지 않는
한 우리 아이 밥상은 독소 천지로 변하고 만다. 때
문에 어떤 식품이 해롭고 어떤 첨가물이 위험한지
아는 것은 매우 중요하다. 안다는 것은 의지를 갖고
실천하는 것이다. 엄마의 관심만이 아이의 밥상을
바꿀 수 있다.

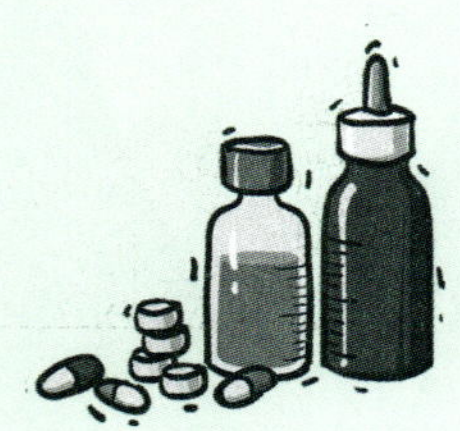

Part 5.

식품첨가물 일일허용량, 정말 안전한가?

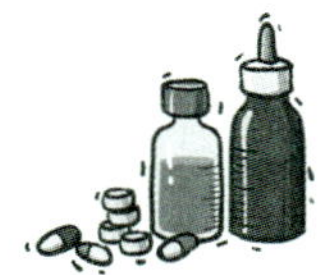

우리 아이들은 날마다 평균 20~30가지, 많게는 80가지의 식품첨가물을 섭취하고 있다. 우리나라에서 허가된 식품첨가물은 618종에 이르며, 현재 사용되고 있는 농약은 1,200여 종이나 된다.

도대체 왜 이렇게 많은 식품첨가물과 농약이 필요한 것인지, 이런 성분들이 우리 아이 몸속에 유입되어도 되는 것인지 불안하기 그지없는 일이다.

이런 불안한 심리를 잠재우기 위해 마련된 것이 바로 식품첨가물 일일허용량이다. 일일허용량이란 하루에 이 정도는 먹어도 건강에 큰 해가 없다는 얘긴데, 그렇다면 정말 잔류농약과 식품첨가물을 일일허용량 이내에서 섭취하면 건강에는 전혀 문제가 없는 것일까?

어제까진 안전했는데, 오늘부터는 발암물질?

일일허용량을 '안전'으로 비약시키는 것은 매우 위험한 일이다. 그 첫 번째 이유는 일일허용량이 사람을 대상으로 실험한 수치가 아니라는 것이다. 사람을 대상으로 농약이나 식품첨가물의 독성실험을 하는 것은 윤리적으로나 법적으로 금지되어 있다. 때문에 보통 실험용 쥐나 토끼, 개 등의 실험동물을 이용하여 독성을 테스트한 후 위험을 나타내지 않는 양의 1/100 정도를 사람에게 적용하게 된다. 이 같은 과정은 어쩔 수 없는 차선의 선택이지만 인체의 시스템은 근본적으로 실험용 동물과는 다르다는 점을 간과해서는 안 된다.

매스컴에 종종 등장하는 '암의 획기적인 치료법 발견'이라는 발표가 번번이 발표에 그치고 마는 것도 같은 이유에서다. 실험용 동물과 인간의 메커니즘은 너무나 달라서 실험용 동물에게 효과가 있었던 물질이 인간에게는 아무런 효과를 발휘하지 못하거나, 인체 실험 초기에 기형아 출산이나 각종 사망사고를 초래하기도 한다. 장기간에 걸친 동물실험과 임상실험 결과 안정성과 유효성을 입증 받아 출시된 약도 어느 날 갑자기 예상치 못했던 부작용의 발생으로 허가가 취소되는 경우도 종종 있다.

그렇다면 평생에 걸쳐 날마다 식품첨가물과 잔류농약을 섭취해야 하는 우리 아이들에게 일일허용량은 과연 안전하다고 말할 수 있는 것일까? 불행하게도 일일허용량은 자기부정을 거듭해 오고 있다. 그동안 사용해 오던 기준치가 사회적으로 큰 문제가 되거나 인체의 건강을 해치는 작용이 발견될 때마다 허용량이 재조정되고 있다. 바로 어제까지 '이만큼은 먹어도 안전하다'고는 말해 놓고선 오늘 갑자기 '그렇게 많이 먹으면 암에 걸릴 수 있다'고 말할 수도 있다는 얘기다.

실제로 미국의 경우, 오랜 기간 동안 사용해 온 식용색소2호를 발암성이라는 이유로 사용을 금지시켰고, 1970년 이전에는 아주 우수한 인공감미료로 인정받아 널리 사용했던 사이크라인칼슘도 뒤늦게 유독성이 밝혀져 사용이 금지된 바 있다. 농약이나 환경호르몬을 유발하는 화학물질 역시 10~20년간 사용하다가 어느 날 갑자기 발암성이나 독성효과가 밝혀져 사용이 금지되는 경우가 적지 않다.

예상치 못한 독성을 만들어내는 칵테일 효과

일일허용량은 각각의 개별 물질에 대한 실험치일 뿐, 다양한 종류의 식품첨가물과 잔류농약을 동시에 섭취하게 되는 현실을 제대로 반영하지 못하고 있다. 각기 다른 화학물질이 만났을 때 예상치 못한 유해성이 나타나는 '칵테일 효과'를 전혀 고려하지 않은 것이다.

아이들이 좋아하는 과자 하나만 보더라도 대부분 10여 종의 첨가물이 들어 있다. 20~30가지의 첨가물이 포함된 가공식품도 흔하다. 이처럼 한 가지 가공식품에 들어가는 각기 다른 식품첨가물이 우리 몸속에서 만나 어떤 상호작용을 일으킬지는 아무도 모른다.

농약도 마찬가지다. 한 가지 작물을 키워내는 데 사용되는 농약만 해도 네댓 가지는 너끈히 넘는다. 그러니 곤충 죽이는 농약, 지렁이 죽이는 농약, 곰팡이 죽이는 농약, 잡초 죽이는 농약, 생장을 촉진시키기 위한 농약, 화학비료 등으로 번갈아가며 샤워를 한 채소가 우리 몸속으로 들어오면 어떤 일이 벌어질지 알 수 없다.

이 같은 걱정을 기우로 치부할 수만은 없는 것이, 실제로 칵테일 효과로 인한 독성물질 생성이 사회문제화 된 지는 벌써 여러 해 되었다. 비타민 관련 음료들이 보존료로 사용하던 안식향산나트륨은 그 자체로는 큰 문제가 아니었지만, 이 성분이 비타민 C와 결합한 후 외부의 빛을 받게 되면 발암 의심물질인 벤젠으로 바뀌는 것이 뒤늦게 밝혀졌다. 이들 제품은 전량 리콜이 되었지만 이와 유사한 일은 언제든지 우리 아이들 곁에서 벌어질 수 있다.

어른을 기준으로 한 식품첨가물 허용량

한 가지 더 간과할 수 없는 문제는 일일 섭취 허용량이 남성과 여성, 성인과 어린이, 특정 질환이 있는 사람과 그렇지 않은 사람, 같은 사람일지라도 매일매일 다른 몸 상태를 고려하지 않았다는 점이다. 결국 모든 면에서 불안정한 성장기 아이들은 이 같은 문제에 더욱 취약할 수밖에 없다는 얘기가 된다.

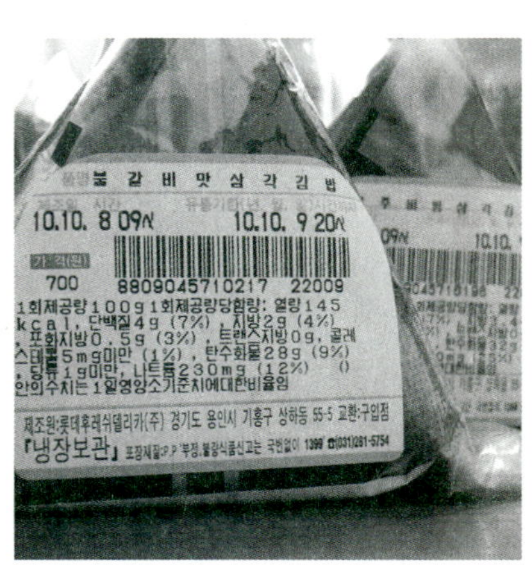

아이는 어른의 축소판이 아니다. 아이들은 아직 성장기에 있

기 때문에 면역기관 역시 발달단계에 있으며, 독성물질을 해독할 수 있는 능력 또한 미성숙한 상태이므로 독성물질에 노출될 경우 성인에 비해 훨씬 위험하다. 이미 많은 식품첨가물이 알레르기나 천식 등과 연관성이 있는 것으로 알려져 있고, 나아가 아이들의 정서나 행동에까지 영향을 미치는 것으로 보고되고 있어 그 심각성을 되돌아보게 한다.

세계 최고의 권위를 자랑하는 영국 의학 잡지 『란셋』은 이미 2007년에 인공색소와 보존료가 어린아이들의 과잉행동증을 증가시킨다고 발표하였으며, 취학 전 아동들을 대상으로 시행한 임상실험에서도 인공색소가 들어 있는 음식을 먹일 때와 그렇지 않을 때 아이들의 과잉행동증이 큰 폭으로 변화하고 있음을 보여주었다.

아이들이 좋아하는 과자, 아이스크림, 청량음료는 모두 식품첨가물로 범벅이 되어 있다. 아이가 착한 일을 할 때마다, 시험을 잘 봤을 때마다 이런 간식을 한보따리씩 안기는 것은 결코 바람직한 사랑법이 아니라는 것만은 잊어서는 안 되겠다.

한 사람이 평생 동안 섭취하는
식품첨가물 320kg

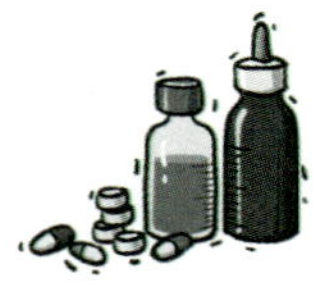

『오염된 몸, 320kg의 공포』의 저자인 야마모토 히로토는 한 사람이 1년에 섭취하는 식품첨가물이 4kg에 이르며, 평생 동안 섭취하는 식품첨가물은 무려 320kg에 육박한다는 연구 결과를 발표해 엄청난 쇼크를 안겨주었다. 이것은 우리 가정에서 애용하는 20kg짜리 쌀 포대 16개를 쌓아놓은 분량으로, 상상만 해도 엄청난 양이다.

그렇다면 우리는 정말로 그렇게 많은 식품첨가물을 먹고 있는 것일까? 그의 연구 결과가 지나치게 과장되고 위협적이라고 생각한다면 지금 집에 있는 가공식품을 일일이 확인해 보라. 식탁에 올리는 거의 모든 식품 뒤에는 적게는 서너 가지, 많게는 10가지도 넘는 식품첨가물들이 들어가 있다. 우리가 흔히 식품첨가물이 많을 것이라고 생각하는 햄, 과자, 라면, 빙과류, 탄산음료는 물론이고, 간장, 고추장, 양념류, 두유, 심지어 함량 100%를 표방하는 주스에도 식품첨가물이 들어 있다. 밥 한 끼를 차려도 서너 가지 가공식품이 올라가고, 그들 식품마다 10여 가지의 식품첨가물이 들어 있다고 보면, 320kg이라는 숫자는 놀랍지만 일견 고개가 끄덕여지는 수치이다.

식품첨가물, 왜 사용하는 것일까?

저지방, 무첨가(MSG)를 전면에 내세운 자장라면 하나만 살펴보자.

소맥분, 변성전분, 주정, 정제염, 염화칼륨, 혼합감자가루(감자가루,중국산), 말토덱스트린, 섬유소, 글루텐, 유화유지(물엿, 대두유, 유화제, 주정), 산미료(젖산, 정제수, 말티톨시럽, 산도조절제), 효모추출분말, 유카추출분말(유카추출물, 말토덱스트린), 증점다당류PU(유청단백분말, 산탄검, 카라기난, 옥수수전분), 치자황색소(치자황색소추출물, 덱스트로스)

종류도, 가짓수도 참 가지가지다. 하지만 이런 자료가 새삼스러울 것도 없는 것이, 아이들이 마트에서 집어 드는 어떤 가공식품이건 별반 차이가 없다는 것이다. 보통의 엄마들은 포장지 앞면에 큼지막하게 적혀 있는 '무첨가'를 확대 해석하여 건강에 해로운 것은 전혀 안 넣었을 것이라고 생각한다. 대기업제품이니까 괜찮겠지 하고 무심히 넘기며 제품 포장의 앞면만 살피는 것이 보통이다. 여기에는 이미지 좋은 연예인이 광고를 하는 상품이라면 걱정 안 하고 먹여도 될 것이라는 막연한 기대감도 한몫을 한다. 하지만 엄마들이 방심하는 동안 우리 아이들은 실로 엄청난 양의 식물첨가물을 먹고 있다.

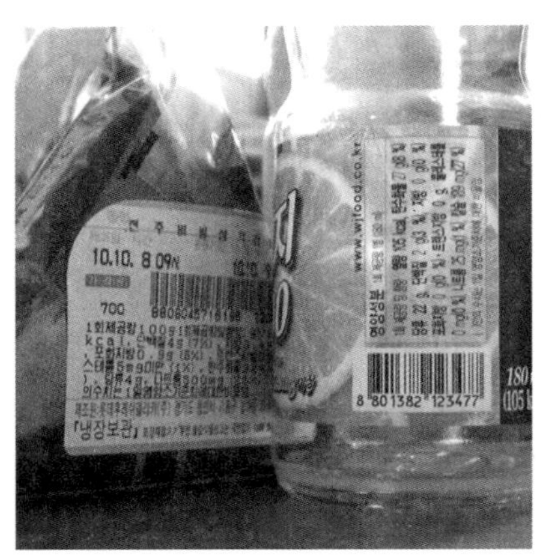

이미 많은 식품첨가물이 알레르기나
천식 등과 연관성이 있는 것으로 알려져 있고,
나아가 아이들의 정서나 행동에까지
영향을 미치는 것으로 보고되고 있어
그 심각성을 되돌아보게 한다.

그렇다면 가공식품에는 왜 이렇게 많은 식품첨가물이 들어가는 것일까? 원인은 딱 하나, 이윤 확대다. 품질은 다소 떨어지더라도 더 싼 원재료를 찾고 값비싼 자연재료 사용을 줄이다 보니 자연히 신선도가 떨어질 수밖에 없다. 하지만 그 상태로는 상품성이 떨어지니 더 신선해 보이고 더 맛깔스러운 모양을 만들기 위해 착색료와 발색제, 표백제 등을 첨가해야 한다. 또 깊은 향을 흉내 내기 위해 착향료와 향신료를 사용해야 하며, 입 안의 미각세포들을 혼란시켜 엄마의 정성과 손맛을 느끼게 하기 위해 조미료와 산미료, 인공감미료를 첨가해야 하는 것이다.

또 반품을 줄이기 위해서는 오랜 기간 보존이 가능해야 하고, 만에 하나라도 변질된 제품이 나온다면 기업의 이미지에 큰 손상이 생길 수 있으므로 방부제와 산화방지제, 살균제 등을 아낌없이 넣어 준다. 그밖에도 제품을 만드는 과정을 좀더 손쉽게, 빠르게 하기 위해 팽창제, 증점제, 유화제, 소포제, 추출제, 용제 등의 첨가물을 사용한다. 어떤 식품첨가물도 제품의 질을 높이거나 아이들의 건강을 증진시키는 것과는 관련이 없다.

어린이가 먹지 말아야 할 식품첨가물 5가지

제품 라벨을 살핀다고 해서 그 내용이나 위험성을 모두 읽어낼 수 있는 것은 아니다. 그 종류가 너무 많은데다 이름도 어렵고, 어떤 첨가물이 어떤 역할을 하는지 기억하기도 힘들기 때문이다. 아쉬운 대로, 지난 2007년에 환경정의에서 발표한 '어린이가 먹지 말아야 할 식품첨가물 5가지'만이라도 알아두도록 하자.

● **타르색소** : 어린이들이 많이 먹는 사탕이나 색깔이 화려한 음료 등의 가공식품에 주로 사용된다. 원료가 석유에서 추출한 물질인데다 타르색소 중 적색2호는 암 유발 가능성 때문에 미국에서 사용이 금지되었으며, 황색4호 · 5호, 청색1호, 적색3호 또한 각종 질병과의 연관성 때문에 논란이 계속되고 있는 상황이다.

● **안식향산나트륨** : 다양한 가공식품의 유통기간을 늘리기 위해서 사용되고 있는 방부제다. 다량 섭취 시 DNA를 손상시켜 간경변이나 파킨슨병의 유발 가능성이 제기되었으며, 음료 속의 비타민 C와 반응하여 발암물질인 벤젠을 형성한다.

● 아황산나트륨 : 식품의 유색물질을 표백시키는 표백제로, 건조
과일이나 단무지, 나무젓가락 등에 사용되고 있다. 천식이나 만성
기관지염 등의 호흡기 질환을 유발하거나 악화시킬 수 있어 문제
가 되고 있다.

● 아질산나트륨 : 선명한 선홍색을 만들어 주는 발색제로, 주로
햄이나 소시지 등의 육류가공품, 어묵 등의 어육제품에 사용된다.
인체 내에서 나이트로사아민이라는 발암물질을 생성한다.

● MSG : 음식의 감칠맛과 깊은 맛을 내기 위한 조미료로, L-글
루탐산나트륨으로 표시되기도 한다. 라면, 젓갈, 간편 조리식품, 중
국음식 등에 많이 사용되는 것으로 알려져 있다. 민감한 사람들의
경우 두통이나 메스꺼움, 호흡곤란 등의 증세를 일으킬 수 있으며,
다량의 MSG는 어린 쥐의 뇌세포를 파괴한다는 동물실험 결과가
있다.

'무첨가'에 현혹되지 마라

식품첨가물을 조금이라도 덜 먹기 위해서는 어떻게 해야 할까? 가장
좋은 것은 가공식품 섭취를 줄이고, 가급적 자연재료를 사용해 직접 요
리를 해먹는 것이다. 모든 음식을 집에서 직접 만들어 먹인다고 해서 아
이들의 건강이 바로 좋아지는 것은 아니겠지만 엄마가 직접 만든 음식은
분명 인체의 항상성을 회복시켜 원래의 건강한 몸을 되찾는 데 기여하게

될 것이다.

하지만 어쩔 수 없이 아이들에게 가공식품을 먹일 수밖에 없다면 좀더 신중을 기할 필요가 있다. 유난히 싼 제품은 일단 주의하는 것이 좋고, 제품의 앞면보다는 보다 구체적인 정보가 들어 있는 뒷면에 관심을 가져야 한다. '아가'나 '어린이용' 등의 문구가 있다 하더라도 안심해서는 안 된다. 이런 식품들 역시 상당량의 식품첨가물을 함유하고 있는 경우가 대부분이며 '무첨가' 역시 수많은 식품첨가물 중에 한두 가지만 사용하지 않았다는 것일 뿐, 다른 첨가물은 여전히 들어 있다는 것을 기억해야 한다.

쇠고기 속 농약잔류물, 농산물보다 훨씬 많다

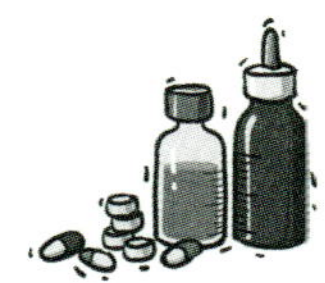

나는 어릴 때부터 유난히 사과를 좋아했다. 사과 중에서도 '아오리'로 알려져 있는 청사과를 통째로 들고 껍질째 베어 먹는 그 맛은 다른 어떤 과일과도 비할 바가 아니었다. 하지만 사과에 얼마나 많은 농약이 살포되는지 알고 난 뒤에는 더 이상 사과를 껍질째 먹지 않는다. 싱싱해 보이는 사과 한 알을 얻기 위해 사용하는 농약은 상상을 초월한다.

유기농식품과 환경의 중요성에 대한 열정 덕에 '녹색의 여왕 Queen of Green'으로 불린 미국의 요리사 레니 루소는 자신의 저서 『균형잡힌 요리 The Balanced Plate』에서 알게 모르게 우리가 얼마나 많은 농약에 노출되어 있는지를 설명하면서 미국 환경청의 조사를 기초로 잔류농약이 많은 대표적인 식품 12가지를 밝혔다.

조사 결과는 충격, 그 자체다. 그는 채소나 과일 속의 잔류농약보다 고기나 유제품 속에 녹아들어 있는 잔류농약이 훨씬 더 많다고 경고하고 있다. 사실 우리가 그동안 걱정해 온 것은 생으로 먹는 채소나 과일에 묻어 있는 잔류농약이었다. 그래서 몇 번이고 흐르는 물에 씻고, 식초에 담그고, 초음파 세척기로 열심히 씻어서 먹어 온 것이 아닌가.

그렇다면 고기나 유제품 속의 잔류농약에 대해 아는 사람은 얼마나 될까? 그것도 우리 몸으로 유입되는 잔류농약의 78%가 고기나 유제품에 의한 것을 알게 되면 어떤 기분이 들까? 환경운동가 존 로빈슨은『신세대를 위한 식단 Diet for New America』에서 유기염소계 살충제의 94%는 고기와 유제품, 생선, 달걀을 통해 섭취되며, 모든 잔류농약은 고기를 통해서 55%, 유제품을 통해서 23%, 채소와 과일, 곡물을 통해서 11%가 섭취되고 있다고 밝히고 있다.

잔류농약이 많은 식품 12가지

이 자료는 레니루소가 「균형잡힌 요리」에서 밝히고 있는데 미국식품의약국과 농림부가 10만 개 이상의 식품 샘플을 통해 시행한 검사를 기초로 작성된 것이다. 비록 미국에서 마련된 자료지만 국내 사정도 크게 다르지 않을 것을 감안하면, 우리 아이들에게 어떤 식품을 먹이고, 어떤 것을 먹이지 말아야 할지 기준을 정하는 데 도움이 될 것이다.

1. **쇠고기 · 돼지고기 · 닭고기** : 미국 환경청 조사에 따르면 고기야 말로 어떤 식물성 농산물보다 많은 농약물질로 오염되어 있다. 공장식으로 사육되는 가축들은 거의가 독성이 강한 저가 농약에 오염된 곡물로 만든 복합강화사료를 먹고 자라기 때문이다. 사료를 통해 유입되는 농약물질은 대부분 기름에 잘 녹는 화학물질로, 고기 속 지방에 축적되어 우리의 밥상에 오르게 된다.

2. **우유 · 치즈 · 버터** : 복합강화사료를 먹은 젖소에서 생산된 우유, 치즈, 버터 등은 잔류농약 검출로 직결된다. 그 외에도 젖소를 키우고 우유 생산량을 늘리기 위해 사용하는 성장호르몬과 항생제 또한 밥상에 오를 때까지 없어지지 않는다.

3. **딸기류(딸기 · 라즈베리 · 체리)** : 딸기는 미국 농산물 중 농약을 가장 많이 사용해서 재배되는 식품이다. 수확기까지 평균 36가지의 농약이 사용되고 있으며, 90% 이상의 제품에서 안전용량보다 많은 양의 잔류농약이 검출되고 있다.

4. **사과 · 배** : 미국 식품의약안정청 검사 결과 36가지의 화학물질이 검출되었으며, 이중 절반 이상이 신경독성을 지닌 것이다. 농약 오염 수준은 딸기류와 거의 같다. 껍질을 벗겨서 먹으면 잔류농약 섭취를 줄일 수는 있으나 완전히 제거할 수는 없다.

5. **토마토** : 재배 과정 중에 보통 30가지가 넘는 농약이 살포되며, 껍질이 아주 얇기 때문에 토마토 속까지 농약의 화학물질이 침투하므로 껍질을 까서 먹는 것도 도움이 되지 않는다.

6. **감자** : 29가지 농약이 사용되며, 79%의 감자에서 안전치 이상의 농약이 검출되었다.

7. **시금치** : 미국 식품의약안정청 검사 결과, 가장 강력한 농약에 자주 오염되는 채소로 밝혀졌다. 일반재배로 길러진 시금치의 경우, 적어도 36가지의 농약이 사용되고 있어 위험할 정도로 오염되어 있다.

8. **커피** : 커피 원산지에서 보고된 농약사용량 관련 자료는 없다. 그러나 미국은 해마다 수백만 톤의 농약을 커피 원산지로 수출하고 있다.

9. **복숭아** : 물기가 많고 맛있는 복숭아를 만들기 위해 55가지 농약이 사용되고 있다. 95%의 복숭아에서 다양한 종류의 잔류농약이 검출되고 있으며, 내부 침투가 많아 껍질을 벗기고 먹어도 별 도움이 되지 않는다.

10. **포도** : 포도를 키우는 데는 35가지의 농약이 사용되고 있으며, 껍질이 얇아 농약이 과육 속으로 침투하는 것을 막아내기는 힘들다. 다른 나라에서 수입된 포도는 미국에서 재배된 포도보다 훨씬 더 많은 농약을 사용하고 있으며, 맹독성 때문에 미국에서는 사용 금지된 농약을 여전히 사용하고 있는 것으로 조사되었다. 86%의 포도에서 잔류농약이 검출되었고, 특히 칠레산 포도는 가장 독성이 강한 농약에 가장 높은 농도로 오염되어 있었다.

12. **셀러리 :** 셀러리를 재배하기 위해서 29가지 농약을 사용한다. 셀러리는 껍질이 없기 때문에 겉면에 묻어 있는 농약을 제거하기 어렵다. 94% 정도의 셀러리에서 안전농도 이상의 잔류농약이 발견되었다.

13. **고추와 파프리카 :** 파프리카의 경우, 보통 39가지의 농약이 사용된다. 검사 과정에서는 69%의 파프리카에서 높은 수준의 농약 성분이 검출되었다. 고추와 파프리카 모두 얇은 껍질 때문에 농약의 폐해가 크다. 건강을 해치는 왁스 사용도 빈번한 것으로 알려져 있다.

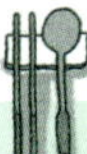

농약 노출지수로 알아보는 과일과 채소의 잔류농약

미국 환경단체에서 발표한 과일과 채소에 들어 있는 농약의 양.
1부터 100까지의 지수로 수치화하고 있어 한눈에 들어온다.

- 1위 : 복숭아 100점
- 2위 : 사과 89점
- 3위 : 셀러리 85점
- 그 외 : 딸기 82점, 체리 75점, 서양 배 65점, 상추 59점,
  감자 58점, 당근 57점, 콩 53점, 고추 53점, 오이 52점,
  포도 43점, 오렌지 42점

OECD 국가 중 농약사용량 1위는 대한민국

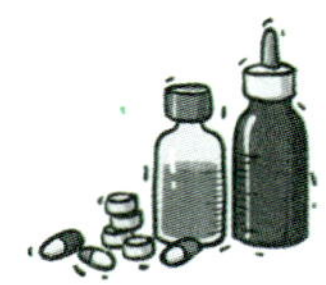

프랑스의 유명한 시사전문기자인 윌리엄 레이몽은 그의 저서 『독소 Toxic』에서 1~5세 사이 아동 중 25만 명 이상이 매일 20여 가지 이상의 농약을 먹고 있고, 100만 명 이상이 적어도 15가지 이상의 농약을 섭취하고 있으며, 전체적으로 1~5세 사이의 아동 2,000만 명이 매일 적어도 8가지의 농약을 섭취하고 있어 결국 어린이 1명당 해마다 2,900가지가 넘는 농약잔류물을 섭취하는 셈이라고 밝히고 있다.

뿐만 아니라 전 세계 엘리트 과학자들이 연구진으로 참여한 'NAS National Academy of Science 보고서'를 인용하여, 미국에서 합법적으로 사용되는 제초제의 62.5%, 살충제의 35~50%에 발암물질이 함유되어 있으며, 살균제의 경우는 90%가 발암물질을 함유하고 있다고 밝히고 있다.

우리나라 농약 사용량, 네덜란드의 1. 6배 미국의 5.7배

그렇다면 우리나라는 안심해도 되는 것일까? 다음의 자료를 보면 우리나라는 미국이나 프랑스에 비해 더 위험한 상황일 수도 있다는 생각이 든다.

농림부 조사에 따르면 2008년 우리나라의 농약 총 사용량은 약 23,000톤이며 단위면적(헥타르)당 13.2kg의 농약이 사용되었다. 이 수치는 국가별 연평균(1990~2003년)과 우리나라의 연평균(2001~2007년)을 비교해볼 때 27개국의 OECD 국가 중 우리나라가 1위를 차지하는 불명예를 안겨 주었다. 더욱이 2위에 랭크된 네덜란드에 비해서도 무려 1.6배 이상 더 사용하고 있으며, 미국에 비해서는 무려 5.7배 이상의 농약을 사용하고 있는 것으로 집계되어 그 심각성을 돌아보게 한다.

단순히 '우리 몸에는 우리 농산물'이라고 믿어버린 그간의 무관심과 무신경이 우리 아이들을 병들게 하고 있다. 서울시 이수정 의원은 2006년부터 3년간의 자료를 바탕으로 조사한 결과, 잔류농약 허용기준치를 넘는 농산물이 27톤이나 유통되었다고 지적했다. 쑥갓, 미나리, 열무, 부추, 상추 등에서 기준치를 초과한 잔류농약이 검출되었으며, 기준치를 100배 이상 넘어선 경우도 23건이나 있었다. 깻잎, 치커리, 시금치, 셀러리 등이 여기에 해당된다.

『한겨레신문』은 2003년 농산물품질관리원이 시장에 출하되기 전 주요 농산물의 잔류농약을 검사한 결과, 깻잎의 12%에서 살균제인 카벤다짐이 허용기준치 이상으로 검출되었고, 시금치, 상추, 풋고추 등의 잔류농약 초과율도 3.1~5.8%에 이르렀다고 보도한 바 있다.

식약청 조사 결과는 출하단계에서 검사를 실시한 것으로, 유통단계에서도 농약이 여전히 검출되고 있음을 지적해 시사하는 바가 크다. 대도시 시장과 슈퍼마켓 등에서 팔리는 채소와 과일을 조사한 결과, 600건 중 101건에서 농약이 검출되었고, 포도, 복숭아, 고추의 50%에서, 그리고 밀감, 토마토, 참외, 딸기는 3~4건당 한 건 꼴로 농약이 검출되었다.

국내에 유통되고 있는 중국산 식품도 불안하기는 마찬가지다. 손숙미 국회의원이 식약청 자료를 분석한 결과를 보면, 2003~2008년까지 5년간 수입, 유통된 중국산 식품 332톤에서는 국내에서 사용 금지된 농약 성분과 기준치를 초과한 잔류농약이 검출되었다. 그러나 식약청 연구관은 이들 농산물에서 검출된 잔류농약이 허용기준을 초과한 비율이 1.2%에 그쳐 안전에는 별 문제가 없다고 밝혀 고개를 갸웃거리게 만들었다.

뇌 발달 시기에 있는 아이들을 지키자

그렇다면 기준치 이하 농약이 잔존해 있는 식품은 아무 문제가 없는 것일까? 여기에 대해서는 아직도 논란이 계속되고 있다. 하지만 세계보건기구는 "미량의 농약이라도 장기간 섭취할 때 건강에 어떤 영향을 끼칠지 불확실하다"라고 밝히고 있어 자녀를 키우는 부모 입장에서는 찜찜한 기분을 떨쳐버릴 수 없다.

특히 서로 다른 종류의 농약이 만나서 새로운 독성을 가진 물질이 생성되는 칵테일 효과와 성장기 어린이들에 대한 안전성 기준에 대한 것은 어느 누구도 확실한 답을 제시하지 못하고 있다. 어린이의 경우, 성인에 비해 잔류농약에 취약할 수밖에 없다. 잔류기준 허용치가 대부분 성인을 기준으로 한 것이기 때문에 같은 양의 과일을 섭취해도 어린이가 섭취하는 잔류농약의 양은 성인에 비해 2~3배 이상 많아질 수밖에 없다는 점이 우려를 가중시킨다. 또한 성장기 어린이의 경우, 뇌에서 혈액을 공급받을 때 걸러 주는 역할을 하는 뇌－혈액 장벽이 아직 완벽하지 못하여 섭취된 농약이 신경계에 영향을 미칠 수도 있다.

하버드대학 공중보건대학원 연구팀은 2006년 『란셋』을 통해 중금속과 농약은 정신지체, 주의력결핍, 자폐증 등의 신경계 관련 질환의 원인이 될 수 있으며, 특히 태아기에는 아주 작은 양으로도 뇌 발달에 손상을 줄 수 있다고 밝힌 바 있다. 또한 어른들의 뇌에 독성작용을 일으키는 것으로 알려진 농약물질만 해도 이미 200가지에 이르고 있지만, 뇌 발달 시기에 있는 아이들은 그보다 훨씬 더 많은 물질들에 노출될 수밖에 없음을 지적하고 있다.

우리가 전혀 인지하지 못하는 사이 수많은 종류와 상당한 양의 농약을 섭취하고 있다. 내 손으로 직접 기른 농산물을 먹지 않는 한 이 같은 현실은 피할 수 없는 것인지도 모른다. 하지만 피할 수 없다고 해서 손 놓고 있을 수는 없다. 적어도 우리 아이들을 위해서는 어떻게든 농약의 폐해를 줄여야 한다. 어쩔 수 없이 시중에 유통되는 식품을 사먹어야 하는 도시 생활자들에게는 유기농 식품을 선택하는 것만이 유일한 방법인 셈이다.

닭에게 먹인 항생제, 내성은 우리 아이 몫?

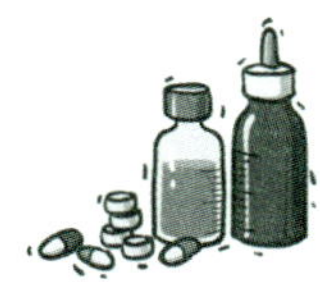

항생제가 발견되기 전 인류는 미생물과의 전쟁에서 백전백패의 공포를 맛봐야 했다. 그러던 것이 1928년, 영국의 미생물학자인 플레밍이 페니실린을 발견하면서 전세는 완전히 역전되었다. 무시무시한 치사율을 보여주었던 천연두가 정복되었고, 더 이상 매독이나 발진티푸스 그리고 페스트에 가족의 생명을 내주지 않아도 되는 순간이 다가온 것이다. 특히 폐렴으로 죽어가던 윈스턴 처칠을 살리면서 페니실린은 그야말로 '전염병 시대의 종말'을 고하는 듯했다.

항생제, 함부로 쓰면 위험하다

하지만 채 50년이 되지 않아 인류는 다시 미생물과의 전쟁에서 승리를 장담할 수 없게 되었다. 세계보건기구는 '21세기는 전염병의 시대'라고 규정하였으며, 많은 감염 전문가들이 "유럽인 1/3의 목숨을 앗아간 페스트가 21세기에 다시 재현될 수도 있다"고 경고하고 있다. 바로 페니실린에 내성을 가진 세균이 등장한 것이다.

세균은 엄청난 속도로 번식을 하며 변종을 만들어 낸다. 인간은 그 뒤를 쫓아가며 항생제를 만들고 있다. 하지만 두 마리의 세균이 100만 마리가 되는 데는 4시간밖에 걸리지 않는 반면 인간이 새로운 항생제를 만드는 데는 대략 10년의 시간과 3,000억 원 이상의 비용이 투자되어야 한다. 지금도 가장 최근에 개발된 항생제에 대한 내성을 가진 세균이 발견된 것으로 보고되고 있어 전 세계를 긴장시키고 있다.

내성균이 생기는 데는 항생제의 오남용이 큰 몫을 하고 있다. 내성균의 출현을 막기 위해서는 항생제를 적절한 시기에, 짧은 시간 안에 세균을 완전히 사멸시킬 수 있는 충분한 농도로 사용하는 것이 원칙이다. 세균을 일시에 사멸시키지 못하고 어정쩡하게 상처만 입히면 내성균이 출현할 가능성이 매우 높다. 우리나라의 경우, 감기 같은 가벼운 질환에 항생제를 남용함으로써 세계 최고의 항생제 내성을 가진 나라가 되고 말았다. '기적의 약'을 잘못 관리해서 무용지물로 만들고 만 것이다.

사료에 섞어 먹이는 항생제

우리나라의 경우 항생제 오남용이 사람에게 그치지 않고 소, 돼지, 닭 등의 축산물과 양식어류에도 이루어지고 있어 문제가 되고 있다. 국정감

사 자료에 따르면, 2002년 국내에선 1조625억 원어치의 항생제가 생산되었는데, 이중 절반 정도가 사람에게 사용되고 나머지 절반은 축산·수산업에 사용되었다. 2008년 6월『한국일보』의 보도에 의하면, 우리나라의 육류 1톤당 항생제 사용량은 720g으로 미국의(240g)보다 3배, 노르웨이(40g)와 스웨덴(30g)보다 각각 18배와 24배가 높다. 그러면 정말로 그렇게 엄청난 양의 항생제가 우리가 먹는 쇠고기, 돼지고기, 닭고기 등의 가축과 광어, 송어 등의 양식어류의 병을 치료하는 데 사용되는 것일까?

밥상에 올라오는 축·수산물의 사육방식을 고려해 보면 고개가 끄덕여질 만도 한 얘기다. 가축과 어류의 생산단가를 낮추려다 보니 좁은 공간에서 밀도 높게 사육하게 되고, 이는 결국 수많은 종류의 감염질환으로 이어질 수밖에 없다. 이런 환경에서는 한 마리만 감염되어도 순식간에 병균이 퍼져 큰 손실을 입게 되니 항생제 사용이 많아질 수밖에 없다.

더 큰 문제는 사료에 섞여 먹이는 '예방용' 항생제다. 가축에 사용되는 전체 항생제의 절반 정도가 예방용으로 사용되는 것으로 알려져 있는데, 이렇게 항생제를 특정 질병에 대한 치료용이 아니라 예방용으로 사용하면 열악한 환경에서 발생하는 감염을 두루두루 막아준다는 이점이 있다. 그런데 지속적인 항생제 사용은 가축의 성장속도를 빨라지게 하는 부작용이 있어 주의가 필요하다. 그러나 사업적인 측면에서는 이 또한 이점으로 작용하니 항생제 사용이 당연한 일로 여겨지는 것이다. 이렇게 사료에 섞어서 먹이는 항생제는 약한 농도로 오랜 시간 세균에 노출되어 세균의 내성을 유발하는 요인이 된다.

가축의 내성균이 우리 아이를 위협한다

여기서 우리가 주목해야 할 점은 내성을 가진 세균이 가축에서 인체로 옮겨지면 치명적인 상황을 야기할 수 있다는 것이다. 서울대 수의학과 박용호 교수는 가축에 대량으로 투입된 항생제 중 상당수가 사람도 복용하는 '인수공통' 항생제이며, 이에 따라 사람에게도 치명적인 항생제 내성세균이 등장해 국민건강에 심각한 위협이 될 수 있음을 경고하고 있다.

실제로 2007년, 국내 유명 축산물 가공업체인 H사의 닭고기에서 허용기준치의 12배가 넘는 항생제가 검출되었다. 이는 평소 닭튀김을 즐겨 먹는 어린이들이 무차별적으로 항생제에 노출되고 있음을 시사하는 것이다. 또 2008년 10월, SBS 뉴스 보도에 의하면, 국립수의과학검역원이 국내산 육류에 대해 항생제 잔류검사를 실시한 결과, 허용기준치를 초과한 경우가 일본의 11배나 되었으며, 심지어 허용기준치의 1,000배가 넘는 항생제가 검출된 쇠고기까지 있었다고 한다. 뿐만 아니라 광어, 우럭, 장어 등의 양식어류에서도 잔류허용기준치를 초과한 항생제가 검출되었다는 보도도 종종 접할 수 있다.

가축이 먹는 음식은 곧 그 가축의 고기를 먹는 인간의 음식이나 다를 바 없다. 닭이 먹은 항생제 때문에 닭고기를 먹은 우리 아이가 내성균에 노출될 수 있다고 생각하면 참으로 두려운 일이다. 축·수산물에 대한 관리 감독이 강화되어야 하는 것은 당연한 일이지만, 지금 당장은 아이의 밥상에 보다 엄격한 잣대를 들이대는 엄마의 지혜가 요구된다 하겠다.

부모가 먼저 실천하는 밥상 옆의 두 가지 힘

1. 운동의 힘

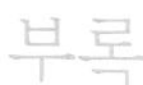

운동은 밥상에 버금갈 만큼 중요한 건강의 요소이며, 마음을 다스리는 힘은 평생 키워가야 할 절대가치다. 하지만 이런 것들은 아이에게 억지로 시키거나 안겨 줄 수 있는 것이 아니다. 평소 부모가 생활 속에서 실천하는 모습을 보여 주는 것이 가장 훌륭한 교육법이다. 건강한 밥상에 곁들여야 할 운동과 마음의 힘을 부모가 먼저 실천해 보자.

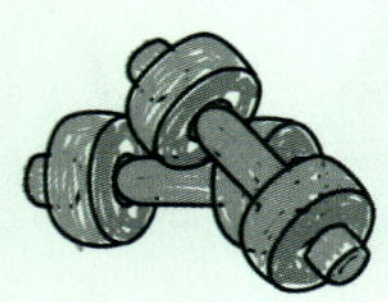

1. 운동의 힘

만병을 예방하고 치료하는 최고의 치료법

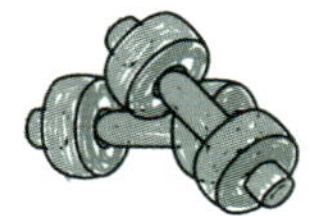

- 대장·직장암 발병 위험을 70%나 감소시켜 주는 치료법

- 유방암 발병 위험을 40%나 감소시켜 주는 치료법

- 치매 발병 위험을 70%나 감소시켜 주는 치료법

- 당뇨 발병 위험을 30%나 감소시켜 주는 치료법

- 심장병 발병 위험을 40%나 감소시켜 주는 치료법

- 뇌졸중 발병 위험을 30%나 감소시켜 주는 치료법

- 허리 통증을 50%나 감소시켜 주는 치료법

위와 같은 현대인의 성인 질환을 한꺼번에 치유해 주는 엄청난 치료법이 존재한다면 믿겠는가? 게다가 이 치료법이 의학적 검증을 거친 확실한 것이라면? 그 치료법은 바로 운동이다.

'운동'이라고 말할 수 있는 것과 그렇지 않은 것

　운동이 건강 증진에 좋다는 것은 누구나 다 알고 있는 상식이다. 운동은 수술이나 약물치료를 능가하는 최고의 질병 예방법이자 치료법이다. 하지만 이 놀라운 치료법을 제대로 활용할 줄 아는 사람은 그리 많지 않다. 운동이 효과를 발휘하기 위해서는 매일매일, 오랜 기간 지속되어야 한다. 또한 몸을 어떤 식으로 움직여야 하는지, 운동의 양이나 강도는 어느 정도 되어야 하는지에 대한 정확한 정보가 없다면 몸매를 만들거나 기분전환을 도모하는 수준에서 벗어나기 어렵다.

　환자들과 상담하다 보면 운동에 대한 이야기가 꼭 나오게 된다.

　"평소에 운동은 좀 하시나요?"

　이때 돌아오는 대답은 주로 이런 것들이다.

　"주말마다 산에 다니고 있습니다."

　"골프를 좋아해서 시간이 날 때마다 골프 치면서 많이 걷습니다."

　운동부족은 아니라는 듯 자랑스럽고 당당한 표정이다. 그렇다면 이들은 정말로 운동을 하고 있는 것일까? 결론부터 얘기하자면, 이들이 하고 있는 것은 건강을 증진시키는 운동이 아니라 몸을 피곤하게 하는 노동에 가깝다.

　숨이 턱까지 차오를 정도로 높은 산을 오르거나 반나절 이상 18홀을 걸어서 도는 것은 강도가 너무 높다. 반면에 이동할 때마다 카트를 타고 움직이면서 공을 치는 것은 또 너무 낮다. 어느 쪽도 운동이라 말하기 어려운 상황인 것이다. 운동의 횟수에 있어서도 주말등산이나 골프는 턱없이 부족하다. 운동이 건강에 영향을 미치려면 매일매일 하거나 적어도 이틀에 한 번은 해야 하는데, 일주일에 한 번 가는 골프나 등산은 운동보다는 레저 활동이라고 하는 편이 정확하다.

몸이 받아들일 수 없는 운동은 오히려 독이 된다

건강을 증진시킨다는 본연의 목적에 부합하기 위해서는 '계획적이고 반복적이며 구조화된 신체활동'이 이루어져야 한다. 때문에 운동을 계획하거나 실행할 때는 신체 컨디션을 최적의 상태로 유지하거나 향상시킨다는 목적에 집중해야 한다.

운동은 따로 시간을 정해 두고 날마다 30분에서 1시간 정도 규칙적으로 하는 것이 좋다. 운동 강도는 약간 땀이 날 정도가 가장 좋은데, 숨을 헉헉 몰아쉬게 되는 정도보다는 조금 힘들다고 느낄 정도가 적당하다. '운동만이 살 길이다' 하며 지쳐 쓰러질 때까지 몸을 혹사하는 것은 운동이 아니다.

또한 자신의 신체나이를 고려하는 것도 중요하다. 젊을 때는 어떤 운동을 하건 몸에 큰 무리가 없지만 나이가 들면서 신체활동이 저하되면 운동의 강도에도 한계가 생기게 된다. 자신의 능력에 비해 운동 강도가 너무 높으면 몸에 독성작용을 하는 활성산소가 많아지는데, 나이가 들면 이 활성산소를 해독하는 체내 시스템이 제대로 작동하지 못하기 때문에 운동이 오히려 건강을 해치는 결과를 초래할 수 있다.

특히 40세 이후에는 운동 강도를 조절하는 것이 좋다. 마라톤이나 테니스, 스쿼시, 농구 등의 강도 높은 운동보다는 날마다 30분 정도 조깅을 하는 정도면 충분하다. 나아가 자전거 타기나 수영, 빠르게 걷기 등의 운동을 활용해 운동의 강도를 높이고 변화를 주면 지루하지 않게 꾸준히 할 수 있다.

운동시간을 내기 어려울 만큼 바쁜 사람도 운동을 포기해서는 안 된다. 이때는 어떻게든 많이 움직여야 한다. 엘리베이터나 에스컬레이터 대신 계단 이용하기, 지하철이나 버스는 한 정거장 미리 내려서 걸어가기, 자전거 타고 출퇴근하기, 또는 지하철역까지 자전거 타고 가기, 점심시간에 30분씩 빠른 걸음으로 걷기, 도보 20분 거리는 반드시 걸어가기 등을 실천하는 것이다. 이들 방법은 이미 널리 알려져 있는 것들이다. 하지만 아는 것과 실천하는 것 사이에는 큰 차이가 있다. 일상의 움직임에서 운동 효과를 거두기 위해서는 따로 시간을 정해 두고 운동을 하는 것보다 더 부지런해져야 한다. 생활 태도 하나하나에서 운동 효과를 생각하며 습관을 바꿔나가는 것이 중요하다.

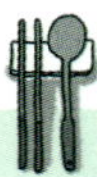 ## 운동 강도와 수명의 상관관계

운동 강도와 수명 연장에 대한 한 연구는 적정한 강도의 운동이 얼마나 중요한지를 단적으로 말해 준다. 미국에서 이루어진 이 연구는 50세 이상의 남녀 5,000여 명을 대상으로 시행한 것으로, 연구진은 5,000여 명의 대상자를 운동 강도에 따라 상등도, 중등도, 하등도 등 세 그룹으로 나누어 관찰했다.

이중 상등도 그룹은 대략 일주일에 5일 정도 30분 이상 뛰기, 중등도 그룹은 일주일에 5일 정도 30분 이상 걷기, 하등도 그룹은 그에 못 미치는 불규칙한 운동 그룹으로 나뉘었다. 연구 결과, 중등도 그룹은 하등도 그룹에 비해 평균 1.3년을 더 살 수 있으며, 상등도 그룹은 하등도 그룹에 비해 무려 3.7년을 더 살 수 있음을 밝혀냈다.

인체 설계를 거스르는 생활습관

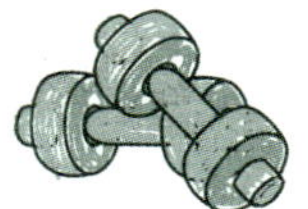

지난 3, 40년 동안 우리의 생활은 너무 많이 달라졌다. 교통수단과 통신기계의 발달로 점점 더 움직일 필요가 없는 세상이 되어 가고 있다. 차가 없어도 5분 이상 걸어야 하는 거리라면 버스나 지하철을 탄다.

문제는 이 같은 생활환경이 인체 설계와 맞지 않는다는 것이다. 인류 탄생 이후 수만 년 동안 인간은 움직이지 않고서는 생존할 수 없는 상황에서 살아 왔으며, 인체는 많이 움직여야 최대한의 기능을 발휘할 수 있도록 진화해 왔다. 수만 년의 시간을 통해 완성된 인체 시스템에는 지금처럼 움직이지 않고 생활할 수도 있다는 가능성은 아예 반영되지 않았다. 그러니 과거의 시간에 맞춰져 있는 인체가 움직이지 않아도 모든 생활이 가능한 시대에 적응하지 못하는 것은 당연한 일이다.

인체가 효율적으로 작동하지 못하고 삐걱거리다 고장이 나게 되는 것은 인체 설계대로 살 수 없게 된 오늘날의 생활환경에 기인한다. 가벼운 감기부터 류머티스성관절염, 퇴행성관절염, 고혈압, 당뇨 심지어 모든 종류의 암까지도 움직이지 않은 것과 직접적으로 연관되어 있다.

관절염이나 당뇨라면 모를까, 암이 운동부족과 관련되어 있다는 것은 지나친 과장이라고 말할지도 모르겠다. 하지만 몰라서 하는 얘기다. 운동은 임파액의 순환을 촉진하는 가장 효과적인 자극이며, 임파액의 순환은 암을 비롯한 거의 모든 질병과 관련을 맺고 있다.

운동은 림프관을 돌리는 에너지

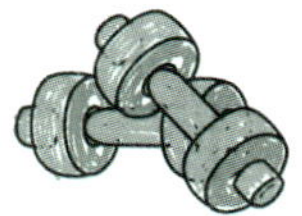

'임파액'이란 말은 참으로 생소하다. 하물며 '임파액 순환'이야 두말할 것도 없다. 하지만 순환이라면 그저 혈액순환이 전부인 줄만 아는 사람도 "감기 때문에 임파선이 부었다"거나 "누가 암에 걸렸는데 이미 임파선까지 다 전이가 되었다더라"는 말은 들어봤을 것이다.

이때 임파액은 림프lymph라는 체액을 가리키는 것으로, 이 림프가 흐르는 관을 림프관, 이 림프관 중간 중간에 자리하고 있는 면역 거름망을 림프절이라고 한다. 이 림프절이 바로 우리가 흔히 말하는 임파선으로, 목이나 겨드랑이 부위를 비롯해 전신에 400~1,000개 정도 분포해 있다.

자, 그러면 여기서 질문 하나 해보자.

"사람의 몸속에서 머리에서 발끝까지 거미줄처럼 연결되어 있는 것은 무엇일까?”

백이면 백, “혈관”이라고 대답할 것이다. 맞다. 하지만 답이 하나 더 추가되어야 한다면? 이미 짐작한 사람도 있겠지만, 바로 림프관이다. 림프관도 혈관과 마찬가지로 머리끝에서 발끝까지 거미줄처럼 연결되어 있다. 다만 림프액은 혈액과 달리 거의 색이 없어서 잘 보이지 않을 뿐이다. 림프액이나 림프관의 존재가 일반에 알려지지 않은 것도 바로 이 때문이다. 하지만 림프액은 생각보다 양도 많고 하는 일도 많다. 인체의 혈액이 3.5~5리터 정도 되는 데 비해 림프액은 그 2배에 달하는 6~10리터나 된다. 1.5리터 페트병 4~7개 정도의 엄청난 분량이다.

림프관이 막히면 몸속은 노폐물로 가득 찬다

인체의 장기 중 이유 없이 존재하는 것은 단 하나도 없다. 그렇다면 림프관이 우리 몸에서 하는 일은 무엇일까.

림프관은 세포들의 하수관인 동시에 면역세포가 이동하는 통로이자 훈련소다. 우리 몸의 세포에서 발생한 찌꺼기들과 각종 세균덩어리들 그리고 혈액으로 운반할 수 없는 큰 덩어리의 입자들을 운반하고 배설하는 것이 림프관의 주된 역할이다. 뿐만 아니라 우리 몸의 B세포나 T세포 같은 면역세포들을 감염 부위로 이동시키는 것도 림프절의 일이다. 면역세포를 훈련시키고 만들어내는 역할을 하는 것이 바로 림프절이다.

림프관이 막혀 림프의 흐름에 문제가 생긴다는 것은 위나 장, 생식기 같은 장기는 물론 뇌에서 발생한 노폐물이 빠져나가지 못하고 몸 안에 쌓이게 되고, 면역계가 제대로 작동하지 않아 각종 질환에 무방비 상태로 노출된다는 것을 뜻하게 된다.

상상해 보라. 동네 하수관이 막혀 버리면 어떤 일이 일어날까? 집집마다 더러운 물이 역류하여 썩은 물이 고이게 되고 악취와 세균 때문에 살 수 없게 될 것이다. 마찬가지로 인체의 하수관인 림프관이 막혀 림프 순환이 제대로 이루어지지 않는다면 몸이 붓고, 노폐물의 독성이 세포를 공격하게 된다. 이와 동시에 면역세포가 필요한 곳으로 빠르게 이동할 수 없으니 설상가상의 상황이 벌어지는 것이다. 각종 감염질환과 두통, 생리통 등의 통증질환이 여기에서 시작된다.

장이나 간이 안 좋으면 운동 더 열심히 해라

그렇다면 림프관이 제 역할을 다하게 하려면 어떻게 해야 할까. 여기서 먼저 짚고 넘어가야 할 문제는 림프 순환은 혈액 순환과 달리 펌프를 가지고 있지 않다는 점이다. 혈액은 심장이라는 펌프를 갖고 있어서 특별히 노력하지 않아도 머리끝에서 발끝까지 혈액을 배달하는 데 아무 문제가 없지만, 림프 순환은 인체의 근육이 움직일 때 발생한 압력을 펌프로 활용한다. 다시 말해, 림프 순환이 제대로 이루어지기 위해서는 사람이 직접 몸을 움직여야 한다는 얘기가 된다. 그러니 운동이 중요하다는 것이다.

실제로 운동을 하게 되면 림프의 순환이 10~30배 이상 좋아진다. 운동 중에 발생하는 근육의 움직임과 호흡으로 인한 횡격막의 움직임이 커지면서 림프 순환의 원동력을 만드는 것이다.

　수술 후의 환자나 임산부, 암을 포함한 각종 만성질환에 시달리는 사람들에게 운동을 권하는 것도 이 때문이다. 운동은 노폐물과 독성물질을 배설시켜 부기를 제거하고 면역세포를 증가시키고 원활하게 이동시켜 질병의 회복을 촉진한다. 특히 림프의 2/3 이상이 간과 장에서 비롯된 것이기 때문에 림프가 정체되면 지방간이나 간염 등의 간 질환과 과민성대장염, 대장질환 등을 악화시킬 수 있다. 간과 장에 만성질환을 갖고 있는 사람은 운동이 더욱더 중요하다 하겠다.

때 미는 방법만 알아도 건강이 달라진다

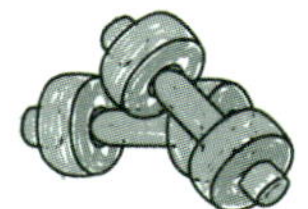

어렸을 때 정말 하기 싫은 일 중에 하나가 엄마랑 목욕탕에 가는 일이었다. 엄마가 나를 세워놓고 빨간 때수건으로 온몸이 벌게지도록 빡빡 밀어대는 통에 울기도 많이 울고, 도망도 참 많이 다녔다. 하지만 깨끗하게 목욕하고 목욕탕 문을 나설 때의 그 기분이란! 나이가 들어 혼자 목욕탕에 다니기 시작하면서는 때수건을 사용해 본 적이 거의 없다. 그저 뜨거운 물에 몸을 담갔다가 샤워나 하고 나오는 것이 전부다. 엄마가 온몸 구석구석을 밀어 주던 시절의 개운하고 가벼운 느낌은 다시는 느낄 수가 없다.

때도 밀고 림프관 마사지도 하고

때를 미는 것에 대해서는 아직도 말이 많다. 과도한 때밀이가 피부보호

막을 손상시켜 피부를 건조하게 만든다는 것이다. 맞는 말이다. 하지만 림프 순환에 관해 얘기하자면 때밀이야말로 참으로 탁월한 마사지라고 할 수 있다. 때를 미는 동안 피부 가까이 자리하고 있는 림프관이 자극을 받아 노폐물 배설을 촉진하기 때문이다.

때를 밀고 난 뒤에 느끼는 개운함은 바로 여기에서 오는 것이다. 때를 미는 것은 눈에 보이는 피부의 각질뿐만이 아니라 몸속에 정체되어 있던 찌꺼기까지 몰아내는 역할을 한다. 외국인들이 우리나라에 '때밀이관광' 을 오거나 '한국식 스파'에 찬사를 보내는 것도 몸 안팎에서 느껴지는 개운함 때문이다. 림프관 자극의 효과를 경험적으로 알게 되는 셈이다.

다만 피부 조직이 손상될 만큼 과하게 미는 것은 좋지 않다. 피부 손상도 최소화하고 림프 순환을 최대화하기 위해서는 따뜻한 물에 피부를 충분히 불린 뒤 비누칠을 한 상태에서 때수건으로 미는 것이 좋다. 이때는 피부가 빨갛게 상기되는 정도의 자극이 적절하다.

림프의 흐름에 방향을 맞추어 때를 밀면 마사지 효과를 배가시킬 수 있다. 림프는 기본적으로 손끝, 발끝에서 심장 쪽으로 흐른다. 따라서 때를 밀 때도 손가락 끝에서 팔꿈치 쪽으로, 다시 팔꿈치에서 어깨 쪽으로 자극을 주고, 다리도 마찬가지로 발끝에 모여 있는 림프를 심장으로 옮긴다는 생각으로 끌어올리며 자극해 주는 것이 좋다.

딱히 때를 밀지 않는다 하더라도 이런 방법으로 피부를 자극하면 림프관 마사지 효과를 얻을 수 있다. 샤워를 할 때마다 5~10분 정도 피부 마사지를 하면 몸이 개운해지는 것은 물론 부기 해소에도 도움이 된다.

건강의 윤활유, 물

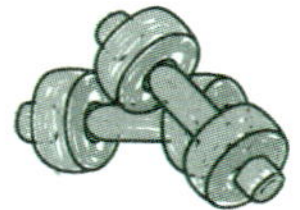

　림프는 무려 96%가 물로 이루어져 있다. 때문에 충분한 수분 공급이야말로 림프를 보충하고 원활하게 순환하게 해주는 원동력이라고 할 수 있다. 가뭄이 들어 수량이 부족하면 하천의 오염물질이 많아지고 악취가 심해지는 것과 같은 원리다. 림프의 양이 부족해져 제대로 순환하지 못하면 세포에서 발생한 독성물질이나 세균, 바이러스 등이 몸 안에 쌓이게 된다. 물이 흐르는 길에는 항상 충분한 양의 물이 흘러야 오염물질이 쓸려 내려가 깨끗해진다.

인체의 모든 작용은 물속에서 이루어진다

　물의 중요성은 이미 널리 알려져 있다. 우리 몸의 약 70%가 물로 이루어져 있는 만큼, 항상 그만큼의 물이 보충되어야 건강을 유지할 수 있다. 96%가 물로 이루어진 림프의 순환에 있어서도 마찬가지다. 결국 림프관 내에서 이루어지는 노폐물 배출이나 면역세포 이동 역시 물속에서 이루어진다고 해도 과언이 아닌 셈이다.

실제로 인체의 모든 작용은 물속에서 이루어진다. 에너지를 만드는 작용도, 감각을 느끼고 움직이게 해주는 신경전달통로도, 뇌에서 생성된 전달물질들이 이동할 때도 물이 있어야 한다. 여기서 우리가 주목할 점은 물속에서 이루어지는 작용은 물이 조금만 부족해도 에러가 생긴다는 것이다. 물이 부족하다는 단 하나의 이유만으로 이 모든 작용에 문제가 생긴다고 생각하면 수분 섭취가 얼마나 중요한지 짐작할 수 있다.

미국의 의사 뱃멘겔리지 박사는 그의 저서 『물 Water; for health, for healing, for life』에서 당뇨, 고혈압, 천식, 아토피피부염 등의 알레르기 증상, 위염, 위궤양, 두통, 류마티스성관절염 등과 같은 자가면역질환뿐만 아니라 인체에서 발생하는 거의 모든 질병이 수분 부족과 밀접한 관련이 있음을 주장하고 있다. 그는 물을 충분히 마시는 것만으로 이들 질환의 치료 효과를 충분히 거두었다고 밝힘으로써 물의 중요성을 입증했다.

갈증을 느낄 때만 수분을 섭취하는 것은 참으로 위험

그렇다면 당신은 물을 '충분히' 마시고 있는가? 혹시 갈증이 날 때만 물을 마시고 있는 것은 아닌가? 갈증은 물이 부족하다는 신호이므로 물은 갈증이 날 때만 마셔도 된다고 생각하고 있는 것은 아닌가?

갈증을 느낄 때만 수분을 섭취하는 것은 참으로 위험한 일이다. 몸 안에서 벌어지는 수분 부족을 감지하는 갈증 센서에는 몇 가지 문제가 있기 때문이다. 그 중 하나는 갈증을 느끼는 센서 자체가 그리 성능이 좋지 않다는 점이다. 갈증을 느끼는 센서는 몸 안에 수분이 부족하기 시작할 때 신호를 보내는 것이 아니라 수분 부족으로 인해 이미 많은 부분이 문제를 일으킨 뒤에야 작동한다. 때문에 갈증을 느낀 뒤에 물을 마시는 것은 가뭄이 들어 논바닥이 쩍쩍 갈라지고 논에 살던 개구리나 우렁이들이 모두 죽은 뒤 부랴부랴 물을 붓는 격이다.

갈증을 느끼는 센서는 나이가 어릴 때는 민감하게 작동하지만 나이가 들어갈수록 점차 성능이 떨어진다. 노인들은 물을 전혀 마시지 않아도 갈증을 느끼지 않으며, 급기야는 체내의 수분 부족이 회복할 수 없는 지경에 이르러도 물이 부족하다는 신호를 보내지 못하게 된다. 때문에 어린아이들은 하루 종일 물병을 입에 달고 사는 반면 노인들은 하루에 단 한 잔의 물도 섭취하지 않는 상황이 벌어진다. 이미 망가진 신호체계에 의존해 자신의 몸이 물을 원하고 있다는 것을 인지하지 못하면 건강은 점점 멀어지고 만다.

물, 하루에 10잔 이상 습관적으로 마셔라

사람이 하루에 섭취해야 하는 물의 양은 2~3리터 정도다. 흔히 사용하는 잔으로 10잔 이상 마셔야 하는 양이다. 이는 성인의 하루 평균 수분 배출량이 2.5리터인 점을 감안하면 쉽게 이해할 수 있다. 사람은 대소변과 땀을 비롯해 호흡, 피부 등을 통해 하루 종일 수분을 배출한다고 보면 된다.

의식적으로 물을 마시지 않으면 하루에 서너 잔 마시기도 힘든 것이 현실이다. 원하기만 하면 언제든 마실 수 있는 것이 물이지만 당신의 몸은 물 부족으로 망가져가고 있다.

그렇다면 물을 충분히 마시기 위해서는 어떻게 해야 할까? 대답은 간단하다. 물 마시는 일을 습관화하는 것이다. 아침에 일어나면 제일 먼저 물부터 마셔야 한다. 이때는 큰 물잔으로 두 잔을 연달아 마신다. 그리고 식사하기 30분 전에 다시 한 잔, 그리고 중간 중간에 물이 눈에 띌 때마다 한 잔씩 마신다. 규칙적으로 물 마시는 시간을 정해 두는 것도 좋다. 그러지 않으면 물을 충분히 마시기는커녕 몸이 요구하는 최소한의 양마저 섭취하기 어렵기 때문이다. 물 마시는 습관을 몸에 배게 만들어야 한다.

아침에 일어나서 마시는 두 잔의 물은 어떤 보약보다도 더 값지다. 흔히 아침에 찬물 마시기는 변비가 있는 사람들이 실천하는 방법이다. 하지만 변비와 무관하게 우리 몸은 아침에 가장 큰 갈증에 시달린다. 밤새 호흡을 통해 많은 양의 수분이 몸 밖으로 빠져나가기 때문이다. 수분 부족으로 메마른 몸에는 물 이상의 것이 없다. 물이 보약인 것이다.

음료수를 고를 때도 다른 것보다 물을 선택하는 것이 좋다. 커피나 술, 청량음료 등도 수분으로 생각할 수 있지만 카페인이나 알코올 성분이 들어 있는 음료는 오히려 탈수작용을 일으켜 물 부족을 가중시킨다.

명심해라. 물을 하루 한 잔도 마시지 않은 습관이 당신의 몸을 망친다.

물 부족은 당신이 현재 가지고 있는 질병을 진행시키고, 아직 질병으로 발전하지는 않았지만 몸속에서 진행되고 있는 각종 문제를 키워 밖으로 끄집어내는 역할을 한다.

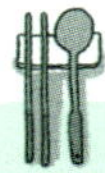 ## 물 부족을 확인하는 간단한 방법

당신이 물을 충분히 마시고 있는지는 소변의 색을 확인하면 간단하게 알 수 있다. 소변이 조금이라도 노란색을 띤다면 당신의 몸은 여전히 물이 부족하다는 신호다. 화장실에 들락거리는 일이 조금 불편하기는 하겠지만 소변 색깔이 완전히 없어질 때까지 물을 마셔야 한다.

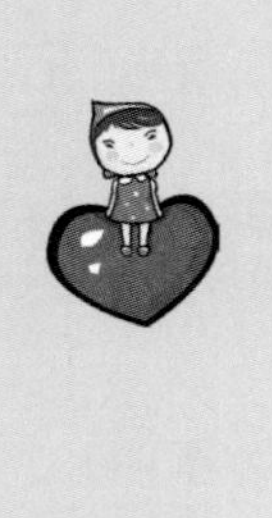

부모가 먼저 실천하는
밥상 옆의 두 가지 힘

2. 마음의 힘

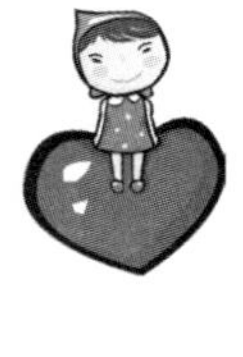

그렇다면 성공한 사람들의 공통점은 무엇일까?
한마디로 얘기하자면, 그들이 갖고 있는 성공의 열
쇠는 긍정적인 마인드다. 너무나 뻔한 소리처럼 들
릴 수도 있지만, 실제로 성공한 사람들을 만나 이야
기를 나누거나 그들의 책을 읽어 보면 절로 고개가
끄덕여질 것이다

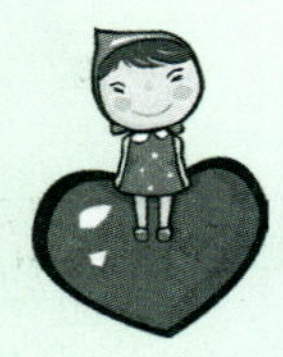

2. 마음의 힘

생존의 알람에서 죽음의 신호로
전락한 스트레스

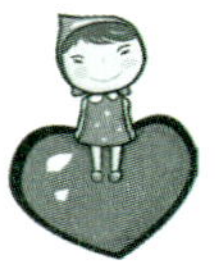

현대인들의 삶은 스트레스의 연속이라고 해도 과언이 아니다. 아이들도 예외는 아니어서, 공부나 학교생활에 대한 스트레스 때문에 병원을 찾는 경우가 많다. 심지어 유치원생도 "엄마가 스트레스를 너무 줘요"라고 말할 정도다.

병원을 찾는 사람들 중에도 스트레스로 인해 갖가지 증상을 호소하는 경우가 많다. 불면증, 불안, 우울 등의 정신적인 문제는 스트레스로 인해 발생하는 경우가 많고, 만성피로, 위궤양, 심장질환 심지어 암까지 스트레스가 원인이 된 경우가 적지 않다.

의사가 "당신의 병은 스트레스성입니다"라고 진단하면, 대다수의 환자들은 고개를 갸웃거리며 '그런 말은 누가 못해?' 하는 듯한 애매한 표정을 짓곤 한다. 하지만 이는 스트레스가 인체에 얼마나 큰 부담으로 작용하며, 물리적으로 얼마나 심각한 변화를 일으키는지 몰라서 그러는 것이다.

생존을 위한 알람으로서의 스트레스

스트레스가 인간에게만 존재하는 것은 아니다. 어찌 보면 스트레스는 오히려 동물적이고, 물리적인 자극이라고 할 수 있다. 일례로, 초원에서 한가로이 풀을 뜯고 있던 사슴이 주위를 어슬렁거리는 사자의 냄새를 맡았다고 하자. 그러면 이 냄새는 사슴에게 엄청난 스트레스로 작용하여 일순간에 몸 전체에 알람을 울리게 된다. 이 알람이 울리면 사슴의 몸속에서는 급격한 변화가 일어나게 된다. 사자로부터 도망쳐 목숨을 부지하는 데 필요한 기능들은 최대화되고, 당장 필요 없는 기능들은 최소화되는 것이다.

인간의 유전자 속에는 스트레스에 대한 반응이 내재되어 있다. 이 알람은 수만 년 동안 보존되어 오면서 우리가 위기상황에 직면하면 즉각적으로 경종을 울려 신체를 변화시킨다. 그러니 스트레스를 받으면 소화불량이나 불면증에 걸리는 것은 인체의 자연스러운 반응 중 하나라고 할 수 있다.

스트레스 상황이 과도하게 장기간 지속되거나 그 강도가 너무 높으면 문제가 생긴다. 스트레스 상황은 '팽팽하다stringere'는 어원이 뜻하는 것처럼, 고무줄을 양쪽에서 탱탱하게 잡아당기고 있는 것과 비슷하다. 고무줄은 처음에는 잡아당기는 대로 늘어나며 긴장상태를 유지하는 것처럼 보이지만, 어느 순간 한계에 도달하면 뚝 끊어져 버리고 만다. 우리 몸속에 이런 일이 벌어지면 바로 병이 생긴다.

인체가 스트레스에 대해 경계태세를 구축하는 과정

우리는 하루에도 몇 번씩 스트레스를 받는다. 그 때마다 대수롭지 않게 넘기지만 인체는 그야말로 비상사태를 맞이한다. 인체에 알람이 울려 경계태세에 돌입하면 신경계와 호르몬부터 달라진다. 머리에서 발끝에 이르는 모든 세포가 스트레스라는 위기상황을 이겨내기 위해 잠시 탈바꿈을 하는 것이다. 이 과정은 매우 복잡한 과정을 거치게 된다. 평범한 신문기자가 슈퍼맨으로 변신하는 것보다 더 빠르게 일어나며, 더 강력한 힘을 발휘한다.

스트레스를 받았을 때 우리가 직접 느낄 수 있는 신경계의 변화를 살펴보면, 동공을 크게 만들어 더 잘 볼 수 있게 해주고, 청각과 후각의 기능을 확대하여 더 예민하게 느끼게 해주며, 느슨해져 있던 근육을 수축시켜 위험에 바로 반응할 수 있도록 해준다. 더불어 수축된 근육에 충분한 에너지를 사용할 수 있도록 심장박동수를 늘리고, 호흡수를 빠르게 하여 혈액과 산소를 공급해 준다.

반면에, 위험에 대처하는 데 필요 없는 기능들은 억제되는데, 머리와 피부에 있는 모공이 닫히고 침의 분비를 억제시킨다. 우리가 긴장했을 때 머리카락이 쭈뼛 서는 것 같은 느낌이 들고 입이 바짝바짝 마르는 것은 이 때문이다. 이에 더해 위기상황을 넘기는 데 필요치 않은 소화기능과 배설기능이 억제된다. 우리가 음식을 먹었을 때 음식물을 위장→소장→대장으로 넘겨주는 연동운동이 억제되고 소화에 필요한 소화액의 분비를 억제해 체한 것 같은 느낌과 답답한 증상이 나타나게 된다. 또한 대소변의 배설을 억제하기 위해 방광과 항문에 있는 괄약근을 꽉 조여 주는 작용이 일어나게 된다.

부신호르몬의 에러가 인체를 무방비 상태로 만든다

우리가 느끼지 못하는 사이에 벌어지는 신체의 반응은 더 광범위하고 심각하게 이루어지는데, 특히 우리가 주목해야 하는 곳이 부신이다. 부신은 콩팥 위에 붙어 있는 작은 기관으로, 부신호르몬의 역할은 막대하다.

부신호르몬은 마치 홍수 같은 국가적인 재난이 일어났을 때 중앙재난안전대책본부가 하는 일에 비할 만큼 인체의 생명유지에 직접적인 역할을 한다. 장마철에 전국 각지에서 홍수가 나면 대책본부에서는 홍수로 인한 피해를 막기 위해 대책을 수립하고 일사분란하게 움직인다. 둑이 터진 지역에는 제방을 덧대고, 하수관이 역류하는 지역에는 배수펌프를 설치하고, 인명피해가 있는 지역에는 구조대를 급파하여 인명손실을 최소화한다.

인체 역시 비상사태에 직면하면 부신에 대책본부를 세우고 부신호르몬을 방출해서 온몸 구석구석을 관리하는데, 부신호르몬의 영향을 받지 않는 곳이 없을 정도다. 부신호르몬은 면역세포의 기능을 조절하고, 혈당을 높이고, 심장기능 및 혈압을 조절한다. 또한 나트륨과 칼슘 등의 대사에 관여하고, 기분이나 우울, 흥분작용을 조절하여 뇌신경세포의 전달에도 영향을 미치며, 갑상선호르몬과 성호르몬의 분비까지 조절한다.

그런데 스트레스가 너무 강하거나 장기간 지속되면 부신호르몬의 분비에 이상이 생겨 그 양이 너무 많거나 작아지게 된다. 그러면 그와 관련된 모든 기능에 문제가 발생한다. 즉, 당뇨나 고혈압 등의 심장병을 유발하거나 악화시킬 수 있고, 쉽게 피곤해지는 만성피로 증상이 나타나며, 손발이 붓고 불안, 우울 증상 등이 나타난다. 심지어 여성의 생리통이 심해지거나 생리를 거르는 증상까지 나타나게 된다. 부신호르몬 하나만 균형이 흐트러져도 인체는 완전히 무방비 상태가 되고 마는 것이다.

육체를 위협하는 정신적 스트레스

인간이 맹수와 자연의 공포에 시달리던 시절, 스트레스는 인간의 생존을 위한 매우 중요한 장치였다. 하지만 정신적인 위협이 육체적인 위협을 앞지르면서 스트레스는 오히려 인간의 생존을 위태롭게 하는 요소로 전락하고 말았다. 두려움의 대상이었던 자연은 인간의 도전 앞에 하나둘 베일을 벗고 있다. 그러나 인간은 스스로 만들어낸 사회적 약속과 제도 안에서 더 큰 두려움을 맞이하게 되었다.

문제는 바로 여기에서 시작된다. 인류는 수십만 년 동안 육체적인 위협을 받아왔고, 인체는 그로 인한 스트레스 상황에 적합하게 진화되어 왔다. 스트레스에 대응해 만들어진 호르몬이나 반응물질 역시 위험으로부터 도망치거나 맞서 싸우는 동안 적절히 소모되도록 설계되어 있었다. 그런데 현대 사회의 정신적 스트레스는 황급히 도망치거나 목숨을 걸고 싸울 수 있는 것들이 아니다 보니, 스트레스에 반응하여 만들어진 호르몬이나 반응물질이 소모되지 못하고 몸에 쌓여 오히려 인체를 망가뜨리게 된다.

더 큰 문제는 이 같은 상황이 너무 자주 일어난다는 점이다. 인체는 스트레스 상황이 발생할 때마다 설계도에 따라 충실하게 반응하여 혹시라도 일어날 수 있는 위험상황에 적절히 대처하려 한다. 하지만 이런 상황이 단시간 내에 반복적으로 일어나면 결국 과부하가 걸려서 정말 위급한 스트레스 상황에서 제대로 반응하지 못하는 번아웃(burn-out; 정신적 또는 육체적 극도의 피로) 상태가 되어 버린다. 종국에는 인체를 스스로 통제하지 못하고 질병에게 주도권을 넘겨 주는 상황이 벌어지는 것이다.

성공한 사람들의 공통분모, 긍정적 마인드

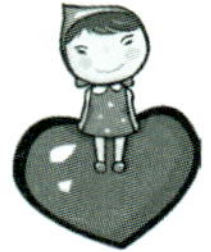

　성공한 사람들의 이야기를 읽다 보면 '그게 그거다'라는 생각이 들 때가 많다. 전혀 연관성이 없는 분야에서 일하는 사람들의 이야기임에도 불구하고 모든 것을 관통하는 맥락이 눈에 들어오기 때문이다. 하지만 다른 각도에서 보면 그것이야말로 성공한 사람들의 공통분모라고 할 수 있다. 바로 그 공통분모가 성공의 열쇠라는 이야기다.

　그렇다면 성공한 사람들의 공통분모는 무엇일까? 한마디로 얘기하자면, 그들이 갖고 있는 성공의 열쇠는 긍정적인 마인드다. 너무나 뻔한 소리처럼 들릴 수도 있지만, 실제로 성공한 사람들을 만나 이야기를 나누거나 그들의 책을 읽어 보면 절로 고개가 끄떡여질 것이다.

어떤 영양소보다 더 강한 마음의 힘

사실 '마음의 힘'이라고 하면 너무 막연하고 고루한 잠언처럼 느껴지곤 한다. 하지만 우리는 일상 속에서 항상 마음의 힘을 경험하고 있다. 아무 일 없이 잘 지내다가도 어느 순간 자신이 싫어하는 상사나 친구와의 기분 나쁜 일을 떠올리게 되면 갑자기 기운이 빠지고, 머리가 아프거나 입맛이 떨어진다. 소화도 잘 안 되는 것 같고, 컨디션이 급격히 저하되는 느낌이 들기도 한다. 이런 느낌을 사람들은 흔하고 일상적인 감정 정도로 치부해 버린다. 하지만 불쾌한 기분이나 나쁜 상상만으로도 우리 몸은 이미 반응 하기 시작한다.

시험을 보거나 정해진 시간 내에 완성해야 하는 프로젝트 때문에 공부 나 일에 몰두하는 순간에 우리는 종종 '이 일이 끝나고 나면 한 차례 앓을 것 같다'는 생각을 하곤 한다. 이런 생각에 사로잡히면 우리 몸은 그 프로 젝트를 완성하는 데까지 자신의 능력 범위를 조정하게 된다. 그리고는 마 침내 그 일을 끝마치는 순간, 극도의 피로와 몸살로 앓아눕게 된다.

인체는 마음의 힘에 직접적인 영향을 받는다. 즉, 긍정적인 마음을 가 지고 목표를 위해 노력하면 몸도 더불어 건강해져서 목표를 이룰 수 있도 록 지원하고, 반대로 부정적인 마음에 사로잡혀 성공을 의심하면 몸 역시 그와 같은 방향으로 컨디션을 조절해 건강을 망치고 질병을 키우게 된다. 사람의 마음은 인체의 건강을 회복시키기도 하고 망치기도 하며, 우리가 섭취하는 어떤 영양소보다 더 강한 힘으로 건강을 좌우한다.

마음이 몸을 바꾼 의학적 증거들

사람의 마음은 실제로 인체의 내분비, 면역계, 뇌 등에서 분비되는 신경 호르몬에 영향을 미친다.

정신과 의사인 앨리터 에반스는 암 환자 100명을 대상으로 연구를 하던 중 '전형적인 암환자' 패턴을 발견하게 되는데, 그는 사랑했거나 믿었던 사람들과의 감정적인 단절이 암 발생과 연관이 있음을 증명해냈다. 영국의 작가 펠러 역시 암으로 사망한 환자 94,000명을 대상으로 조사한 결과, 모든 연령대에서 배우자와 사별한 사람들의 사망률이 훨씬 더 높았음을 보여주었다.

인생을 살다보면 여러 가지 이유로 인해 사랑하는 사람과의 이별을 경험하게 된다. 이런 경험은 흔히 말하는 '마음의 상처'를 남기는데, 이 같은 상처는 스트레스로 작용하여 부정적이고 슬픈 마음을 갖게 하며, 결국 암 같은 치명적인 질병을 초래한다.

워싱턴 의과대학의 토마스 홈즈 박사는 이에 대해 매우 유의미한 연구 결과를 발표한 바 있다. 그의 연구는 배우자와의 사별이나 이혼 같은 감정적 단절뿐만 아니라 이사, 교통위반 등 생활 속에서 누구나 접할 수 있는 소소한 스트레스 역시 질병으로 이어질 수 있음을 시사하고 있다. 그는 보고서를 통해 일상의 스트레스 41종을 점수화하여 질병과의 연관성을 설명했다. 그 중 몇 가지를 살펴보면, 배우자와의 사별은 100점, 이혼은 73점, 이사는 20점, 교통위반은 11점 등으로 구분해서 질병과의 연관성을 연구했다. 홈즈 박사는 일상 스트레스의 총합이 300점 이상인 사람들은 150점 미만인 사람들에 비해 질병이 일어날 확률이 2.5배 이상 높다고 주장하고 있는데, 일상의 스트레스를 줄이고, 사랑하는 사람들과 원만하게 교류하는 것이 질병을 예방하고 이겨내는 가장 중요한 힘이라는 것을 반증해 준다.

과학으로 푸는 '시크릿'의 원리

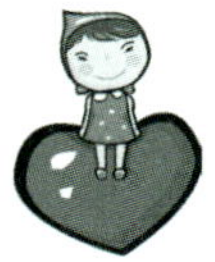

의학은 눈으로 볼 수 있고 실제 측정할 수 있는 것만을 사실로 인정하는 과학에 기반을 두고 발전했다. 때문에 마음과 질병과의 관계를 설명해 주는 무수한 증거와 사례에도 불구하고 아직도 '마음'의 존재를 인정하지 않는다.

병원에서 이루어지는 진료와 치료에 있어서 마음의 존재가 배제되는 것 또한 이 때문이다. 당신이 고혈압이나 당뇨, 류머티스성관절염으로 고생하거나 심지어 암에 걸려도 의사들은 당신의 식습관과 유전인자에서 그 원인을 찾을 뿐, 마음이 질병의 원인이 되고, 또한 재발의 원인이 될 수 있음을 말해주지 않는다.

양자의학으로 규명하는 마음의 실체

최근 들어 마음의 힘에 과학적으로 접근하려는 학자들이 많아지고 있다. 바로 '양자의학 Quantum medicine'에 관한 관심이다. 충남대 의대 강길전 박사는 자신의 저서 『양자의학』에서 매우 새로운 개념의 이론을 제시하고 있다.

양자의학에서 말하는 인간은 몸과 마음, 두 부분으로 구성되어 있다. 여기서 특이할만한 점은 사람의 마음이 흔히 생각하는 것처럼 몸 속 어디엔가 존재하는 것이 아니라 별개로 존재한다는 것이다. 즉, 사람의 마음은 사람의 몸 크기 정도로 형성되어 몸과 중첩되어 있는 것으로 간주되고 있다. 몸은 볼 수 있는 것과 보이지 않는 것으로 구성되어 있고, 마음은 보이지 않는 것으로 구성되어 있다는 것이다.

다시 말하면, 우리의 몸은 오장육부로 구성되어 있고, 이 장기를 더 자세히 보면 세포로 이루어져 있다. 세포를 더 세밀하게 들여다보면 분자로 이루어져 있고, 분자는 다시 원자로, 원자는 중성자, 양성자, 전자 같은 소립자 등으로 구성되어 있다. 이 소립자들은 너무나 작아서 현미경으로도 볼 수 없지만, 알갱이 형태로 존재하며, 에너지를 갖고, 파동방식으로 퍼져나가기도 한다.

마음은 원자의 하위 단위인 소립자들로만 구성되어 눈에 보이지는 않는다. 하지만 그 역시 분명히 존재하며, 에너지와 파동을 갖고 있다. 이해를 돕기 위해 자석을 예로 들어보자. 자석은 눈에 보이지만 자석에서 발생되는 자장은 우리가 볼 수도, 느낄 수도 없다. 하지만 그 에너지나 파동은 분명히 존재한다. 사람의 마음 역시 눈에 보이지는 않지만 에너지와 파동을 갖고 있는 것이다.

이렇게 육체와 마음은 각각 다른 존재인 동시에 서로 긴밀하게 연결되어 있다. 자석이 눈에 보이지 않는 에너지와 파동으로 서로를 밀어내거나 끌어당기는 것과 마찬가지로, 마음은 육체가 작용하는 모든 기능에 영향을 미치게 된다. 생각하고, 먹고, 말하고, 소화시키는 모든 기능, 머리에서 발끝에 이르는 세포 하나하나까지 영향을 미치는 것이 마음이다. 이러한 연결 구조는 마음의 문제가 육체의 문제로 이어지고, 반대로 육체의 문제가 마음의 문제가 될 수 있다는 것을 말해주고 있다.

정신이 바뀌면 신체도 바뀐다

육체적인 문제가 마음에 영향을 미치는 경우는 매우 흔하다. 아침에 일어났을 때 몸이 찌뿌듯하고 컨디션이 떨어지면 왠지 짜증이 나고 기분도 우울해진다. 반대로 컨디션이 좋고 몸이 가뿐한 날에는 기분도, 마음도 가벼워 하루를 활기차게 시작하게 된다. 진료실에서 만나게 되는 환자들도 마찬가지다. 암을 비롯한 만성질환으로 오랫동안 고생해 온 사람들은 어둡고 부정적인 마음을 갖고 있는 경우가 많으며, 단순히 건강검진 등을 위해 병원을 방문한 사람들은 매사에 긍정적이며 활기찬 기운을 내뿜는다.

마음이 육체에 미치는 영향은 더욱 놀랍다. 기분이 좋으면 몸도 건강해지는 것 같다는 것은 막연한 '느낌'이 아니라 의학적으로 입증 가능한 분명한 실재다. 다중인격장애를 지닌 사람들을 살펴보면 마음의 힘이 얼마나 강력한 것인지 실감할 수 있다.

다중인격 사례로 알프레드 히치콕 감독의 영화 〈사이코〉를 얘기할 수 있다. 도로변에서 모텔을 운영하고 있는 노먼은 아주 예의가 바르고 매너 좋은 사람이다. 그는 모텔 뒤의 낡은 저택에서 어머니와 함께 살고 있다. 그러던 어느 날, 이 모텔에 투숙한 마리오라는 젊은 여성이 샤워 도중 무참히 살해당하는 사건이 발생한다. 범인으로 지목된 사람은 노먼의 어머니. 하지만 노먼의 어머니는 이미 오래 전에 세상을 떠난 뒤였고, 노먼이 어머니라고 여기는 것은 자기 자신 속에 자리한 어머니라는 것이 드러나게 된다. 노먼은 한 사람 안에 두 개의 각기 다른 인격을 지닌 다중인격장애를 갖고 있었던 것이다.

다중인격은 의학적으로도 실재한다. 다중인격장애를 갖고 있는 사람들은 한 사람 안에 서로 다른 인격체들이 존재하여, 각각의 인격체가 육체를 지배할 때마다 전혀 다른 사람이 된다. 이들은 서로 다른 이름과 나이를 갖고 있으며, 기억이나 능력 또한 전혀 다른 모습을 보인다. 심지어는 성별이나 언어, 아이큐까지도 완전히 달라지는데, 여기서 우리가 주목해야 할 점은, 인격체가 바뀔 때 신체적인 변화도 같이 일어난다는 것이다.

시카고의 베네트 박사는 오렌지주스 알레르기를 갖고 있는 다중인격장애 환자를 관찰한 결과를 발표해 화제를 모은 바 있다. 이 환자는 오렌지주스를 마시면 온몸에 붉은 반점이 생기곤 했다. 그런데 그가 갖고 있는 다른 인격체가 득세할 때는 알레르기 때문에 나타난 반점들이 순식간에 사라지고 오렌지주스 역시 아주 편안하게 마셨다는 것이다.

미국 예일대학 정신과 교수인 하우랜드 박사의 보고서는 더욱 놀랍다. 진료를 위해 내원한 다중인격장애 환자 중에 눈 옆을 말벌에 쏘여 눈이 떠지지 않을 만큼 퉁퉁 붓고 극심한 통증을 호소하는 사람이 있었다. 응급처치가 필요한 상황이었다. 그가 다중인격장애를 갖고 있다는 것을 알고 있었던 하우랜드 박사는 그를 진정시키고 잠재되어 있던 다른 인격을 불러냈다. 그러자 순식간에 통증은 완전히 사라졌고, 퉁퉁 부었던 눈마저 금세 가라앉았다. 이 기적 같은 변화는 마음의 힘을 증명해 주는 것이라고밖에 달리 설명할 길이 없다.

마음은 인간의 면역체계를 강화시킨다

뉴욕 로체스터 대학의 심리학과 교수인 아더 박사의 실험은 마음의 힘이 인체의 면역체계를 어떻게 변화시키는지를 잘 설명해 준다. 그는 쥐 실험을 통해 "설탕물이 면역계를 파괴하여 죽음에 이를 수 있다"고 말하고 있다.

『플라세보 이펙트The placebo effect』에 실린 그의 논문을 살펴보면, 쥐들에게 설탕물을 먹이면서 동시에 항암제를 주사했다. 오래지 않아 쥐들은 항암제의 부작용인 구토와 면역계 파괴 작용으로 사망하기 시작했다. 놀라운 일은, 나중에는 쥐들에게 항암제를 주입하지 않고 설탕물만을 먹였는데도 쥐들은 여전히 구토 증상에 시달렸고, 면역계 파괴가 일어나 차례로 죽어갔다. 쥐에게는 이미 설탕물을 면역 파괴 물질로 받아들이는 '조건화'가 일어나고 있었던 것이다. 그가 "설탕물이 면역계를 파괴하여 죽음에

이를 수 있다"고 말한 것은 바로 이를 두고 이르는 말이었다.

인간의 면역체계 역시 마음의 영향을 받는다. 미국의 과학자인 헬렌이 소개한 사례는 너무 놀라워서 믿을 수 없을 정도다. 1970년대, 셔먼이라는 사람은 간암 말기라는 진단을 받았다. 의사는 그가 앞으로 몇 달밖에 살지 못할 것이라고 선고했고, 실제로 셔먼은 몇 달 뒤 죽음을 맞이했다. 그런데 사망 후 이루어진 부검 결과는 주변을 놀라게 하기에 충분했다. 셔먼의 간암은 말기가 아니라 초기였으며 전이도 전혀 이루어지지 않은 상태였다. 헬렌은 "그는 암 때문에 사망한 것이 아니라 암 때문에 곧 죽게 될 것이라는 믿음 때문에 사망했다"고 밝히고 있다.

마음이 인체의 건강에 얼마나 큰 영향을 끼치는지에 대한 연구 결과는 끊임없이 쏟아져 나오고 있다. 마이애미의 의학박사 린은 흡연으로 인한 폐암 발병을 조사한 결과, 암이 발병하기 전에 이혼이나 실직 등의 감정적인 스트레스 상황을 겪은 사람이 많은 점에 착안, 이 같은 스트레스가 면역체계를 극도로 약화시켜 암 발병 가능성을 높였다고 주장하고 있다. 또한 미네소타 대학에서는 우울증을 앓던 사람이 백혈병에 걸렸을 때 골수이식 후 생존율이 우울증이 없는 환자에 비해 훨씬 낮았다는 연구 결과를 발표한 바 있고, 뉴욕의 의학박사 스타인은 유방암으로 아내를 잃은 남자의 면역기능이 아내 사망 2개월 안에 급격히 감소한다는 연구 결과를 발표하기도 했다. 이들 데이터는 마음이 인체의 면역계에 얼마나 중요한 역할을 하고 있는지를 단적으로 보여주는 예라 하겠다.

의사는 기본적으로 약을 처방하고, 수술을 하는 사람이다. 하지만 현명한 의사들은 섣불리 완치를 약속하지 않는다. 질병의 완치는 의사와 환자가 자신의 역할을 충분히 해낼 때 이루어지는 것이기 때문이다. 병원도, 의사도 환자가 긍정적인 마음을 갖고 자신의 병을 이겨내겠다는 의지를 보일 때 그를 돕는 역할을 할 뿐이다.

당신의 마음가짐에 따라 당신의 육체는 병에 걸릴 수도 있고, 병을 피해 갈 수도 있다. 또 당신이 이미 병에 걸렸다면, 당신이 병을 이겨내고 건강을 되찾거나 그 병으로 인해 목숨을 잃는 데 역시 마음가짐이 중요한 역할을 할 것이다. 선택과 노력은 당신의 몫이다. 더러는 당신에게 즐거운 마음과 완치에 대한 신념을 요구하는 의사를 만날 수도 있겠지만, 결국 당신의 건강과 운명을 결정하는 것은 당신 자신이라는 것을 기억해야 한다.

믿는 대로 이루어지는 플라세보 효과

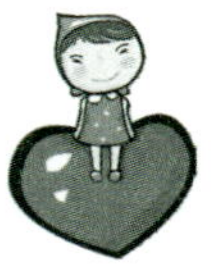

　'플라세보 효과'라는 말은 그리 낯설지 않을 것이다. 흔히 '위약효과'라고 하는데, 간단하게 말하자면 가짜 약이 진짜 약과 같은 효과를 낸다는 뜻이다. 단, 여기에는 믿음이 전제되어야 한다. '이 약은 진짜 약이며, 매우 효과가 좋을 것'이라는 믿음을 갖고 먹어야 약효가 발휘되는 것이다.

　보통 새로운 약이나 새로운 치료방법이 개발되었을 때 대상 환자를 두 그룹으로 나누어 첫 번째 그룹에겐 신약을 투여하고 두 번째 그룹에겐 모양만 같은 가짜 약을 주어서 치료효과를 비교한다. 그런데 가짜 약을 먹은 두 번째 그룹에서도 진짜 약을 먹은 그룹과 똑같은 치료효과가 나타나는 사례가 있어 이를 위약효과라 하여 따로 분류한다.

가짜 약에도 인체는 진짜로 반응한다

흥미로운 점은 이 같은 위약효과가 꽤나 효과적이라는 것이다. 몇 가지 연구 사례를 살펴보면, 의사가 사마귀 위에 물감을 칠한 뒤 "이것은 사마귀에 매우 효과가 뛰어난 신약입니다. 이 색이 차츰 흐려져서 없어지면 사마귀도 없어질 것입니다"라고 말했더니, 얼마 뒤 정말로 사마귀가 제거되는 일이 발생했다. 또 천식 환자에게 그냥 산소를 마시게 하고 기관지 확장제를 마시게 했다고 말했더니 실제로 환자의 기도가 확장되었다는 연구 결과도 있고, 사랑니를 뽑은 뒤 통증으로 괴로워하는 환자에게 초음파 치료를 하면 괜찮아질 것이라고 말한 뒤 초음파 치료를 하는 척만 해도 환자의 고통이 줄어들었다는 보고도 있다.

여기서 주목해야 할 것은 통증 완화를 위해 위약을 복용했을 때도 인체 내에서는 실제 약을 복용한 것과 똑같은 통증 완화과정이 일어난다는 점이다. 투약한 지 20분 만에 통증이 완화되는 진통제라면 그 위약 역시 같은 시간대에 통증 조절 효과를 나타내게 되며, 인체는 그 같은 결과를 만들어내기 위해 진짜 약을 복용했을 때와 동일한 패턴으로 변화해 간다. 마음이 인체를 변화시키는 것이다.

H. K. 비처는 수십 년간 전 세계에서 실시한 수많은 연구 결과를 바탕으로 『강력한 플라세보 The Powerful Placebo』를 집필하여 플라세보의 놀라운 치료효과를 규명했다. 비처에 의하면 35%의 환자가 플라세보 효과로 상당히 만족할 만한 치료효과를 거두었으며, 통증, 우울증, 소화불량, 위궤양 등의 질환에 대해서는 50~60%에서 뛰어난 치료효과를 보였다고 한다.

약보다 더 중요한 것은 의사에 대한 믿음

플라세보 효과는 의사의 능력이다. 의사가 환자에게 진심 어린 관심과 따스한 손길을 보낼 때 환자는 가장 빠른 회복세를 보인다. 의사가 환자를 진정으로 걱정하고, 치유되기를 바라는 마음을 갖고 있으면 그 마음의 에너지가 파동을 통해 환자에게 전달되기 때문이다.

더불어 환자가 의사에게 무한한 믿음과 신뢰를 갖고 있다면 그 의사의 치료능력은 더욱 강력해진다. 의사에 대한 굳건한 믿음과 신뢰는 환자의 면역세포를 일깨우고 기적의 호르몬인 엔도르핀 같은 뇌신경호르몬을 분비하게 하여 인체 본연의 치유능력을 극대화시킨다.

어떤 병이건 약이나 수술만으로 완쾌되기는 힘들다. 의학적 처치와 환자를 향한 의사의 애정, 의사에 대한 환자의 신뢰, 이 세 바퀴가 균형을 잡고 굴러가야 건강을 되찾을 수 있다. 당신의 육체는 당신이 생각하는 것보다 훨씬 더 민감하고 섬세하다.

긍정의 마음, 에너지처럼 주고받을 수 있다

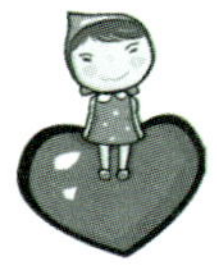

마음은 자신의 육체와 중첩되어 서로 영향을 미칠 뿐만 아니라, 다른 사람의 마음과도 파동형식으로 소통한다. 자신이 어떤 마음을 가지고 있느냐에 따라 같은 파장을 가지고 있는 다른 사람의 마음 에너지를 끌어당겨 증폭시킨다.

내가 긍정적이고 적극적인 마음을 가지고 생활하면 역시 긍정적이고 적극적인 마음을 가진 사람들의 에너지를 엄청난 흡입력으로 끌어당기게 되고, 반대로 부정적인 마음을 가진 사람들을 대할 때는 그들의 부정적인 마음의 파장을 밀어내 버린다. 긍정적인 마음의 에너지는 궁극적으로 희망, 열정, 사랑으로 가득 찬 사람들과의 교류를 강화시켜 성공할 수밖에 없는 상황으로 자신을 이끌어 간다.

긍정의 마음은 다른 사람의 건강을 변화시킨다

긍정적이고 간절한 마음은 자기 자신뿐만 아니라 다른 사람까지 변화시킨다. 미국의 내과의사인 랜돌프 버드는 간절한 기도의 마음이 실제로 다른 사람에게 긍정적인 영향을 미칠 수 있음을 임상실험을 통해서 보여주었다. 그는 심장내과 중환자실에 입원한 환자 393명을 두 그룹으로 나누어 10개월간 관찰했는데, 그 중 첫 번째 그룹(192명)은 신앙심이 두터운 기독교 신자들을 배정해 환자의 쾌유를 비는 기도를 하게하고, 두 번째 그룹(201명)은 기도 없이 평상시에 하던 치료를 그대로 받게 했다. 여기서 흥미로운 점은, 환자를 위해 기도하는 사람들이 환자를 문병 오게 한 것이 아니라, 평소 생활 속에서 꾸준히 기도를 하게 했다는 것이다.

기도의 힘은 생각보다 컸다. 두 그룹 모두 같은 의사에게 같은 방법으로 치료를 받게 했음에도 불구하고, 기도를 한 그룹은 85%가 호전된 반응을 보였으며, 의학적 처치만 받은 그룹은 73%가 호전 반응을 보였다. 치료 후 경과가 나빠진 경우에도 기도는 영향력을 발휘했다. 기도 없이 치료만 한 그룹 중 경과가 좋지 않은 환자는 22%에 이르렀으나 기도를 한 그룹은 14%에 그쳤다.

랜돌프 버드가 제기한 '기도의 힘'은 이후 가정의학과 의사인 해리스에게 좋은 자극을 제공했다. 해리스는 엄격한 조건으로, 더 많은 환자에게 동일한 임상실험을 진행했다. 그는 심장내과 중환자실에 입원한 환자 990명을 두 그룹으로 나누어, 기도를 병행한 치료군(466명)과 단순 치료군(524명)을 분류했다. 여기서 주목할 점은 그가 의사나 환자 모두에게 임상실험 사실을 알리지 않았다는 것이다. 또한 기도에 참여한 사람들에게는 "합병증 없이 빨리 쾌유하기를 빕니다"라는 공통된 기도문을 제공하고, 4주 동안 매일 똑같은 기도를 반복하게 했다.

기도는 해리스의 실험에서도 놀라운 힘을 발휘했다. 누군가 자신을 위해 기도하고 있다는 사실조차 몰랐지만, 기도 그룹의 환자들은 그렇지 않았던 그룹에 비해 치명적인 합병증 발생률이 11%나 낮은 결과를 보여주었다.

이스라엘 의사인 레보비시 역시 3,393명의 치명적인 감염 환자를 대상으로 한 6년간의 임상실험 결과에 의하면 기도 그룹의 사망률이 낮았으며, 입원 기간과 감염에 의한 발열 기간 또한 그렇지 않았던 그룹에 비해 훨씬 더 낮았다. 이외에도 수많은 과학자들이 "마음은 에너지와 같은 성질이 있어 다른 사람에게 전달될 수 있다"는 것을 임상적으로 증명하고 있다.

부정의 마음은 부정의 마음을 끌어당긴다

우울하고 부정적인 마음도 비슷한 마음을 가진 사람들의 에너지를 만나면 더욱더 커진다. 자살 사이트에서 만나 동반자살을 감행한 사람들의 이야기를 들어보면 쉽게 이해할 수 있다. 자살 사이트에 가입한 사람들 중에는 극단적인 문제를 안고 있는 사람도 있지만, 단순히 우울하다거나 삶이 지루해서 재미삼아 방문한 사람도 적지 않다고 한다. 그런데 우울하고 부정적인 사람들을 만나 서로 하소연을 하다 보니 부정적인 마음이 점점 커지게 되고, 결국은 그들과 함께 죽음을 선택하게 되는 것이다.

만약 그들이 서로 소통하거나 만나지 않았다면 자살이라는 극단적인 선택으로 자신을 몰아가지 않았을 수도 있다. 어둡고 부정적이며 우울한 마음을 가진 사람들과의 교류는 그 같은 마음을 점점 더 크게 만든다. 이 같은 파장은 마음 한구석에 남아 있던 사랑과 희망, 용기의 싹을 짓누르고 죽음 외에는 방법이 없다는 극단적인 마음을 갖게 한다. 다른 사람의 부정적인 에너지에 영향을 받아 부정적인 요소가 극대화되는 것이다.

사람은 이처럼 서로의 에너지를 전달하고 또한 전달 받아서 본래 자신이 가지고 있던 마음을 키워간다. 그것이 긍정적이라면 긍정적인 사람들과의 교류가 한결 즐겁고 편할 것이고, 반대로 부정적인 마음이 더 크다면 부정적인 에너지와의 교류 쪽으로 기울게 된다. 이 과정을 통해 자신이 갖고 있던 본래의 마음이 커져서 자신과 상대방을 변화시킨다.

질병을 제압하는 자기암시의 힘

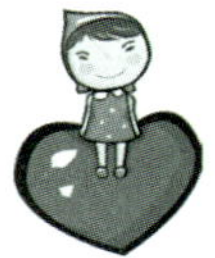

큰 성공에는 큰 운이 작용하는 것처럼 느껴질 때가 많다. 실제로 많은 사람들이 자신의 성공을 운으로 돌리는 것을 종종 볼 수 있는데, 그들은 정말로 운이 좋았던 것일까? 또, 누구나 운만 좋으면 성공을 이룰 수 있는 것일까? 이 질문에 대한 대답은 "예스"인 동시에 "노"다. 좋은 운이 성공의 전환점을 마련해 주는 것은 사실이지만, 그 운이라는 것이 누구에게나 주어지는 '뜻밖의 행운'은 아니기 때문이다.

성공한 사람들이 말하는 운은 그들 스스로 만들어낸 것이다. 우연히, 선물처럼 주어지는 운을 기다리는 사람은 절대 좋은 운을 만날 수도, 성공할 수도 없다.

성공한 사람들은 마음에서 발생하는 강력한 파동을 지닌 에너지로 다른 사람의 마음을 움직이고 자신의 능력을 최대화할 줄 아는 사람들이다. 이들의 마음은 마치 블랙홀처럼 다른 사람의 긍정적인 에너지를 끌어당겨 하루하루 더 커지고 강해진 마음으로 결국은 세상의 모든 것이 자신을 지원하는 '운이 좋은 상황'을 만들어 낸다. 그들은 말 그대로 운이 좋아서 성공한 것이 아니라, 강력한 에너지를 가진 마음의 힘으로 자신의 운을 개척한 것이다.

긍정적인 마음을 유지하기 위한 자기암시 치료

긍정적인 마음을 유지하고 키우기 위해서는 끝없는 노력과 훈련이 필요하다. 이때 가장 큰 효과를 발휘하는 것이 바로 '자기암시' 훈련이다. 자기암시란 자신이 원하는 것, 꿈꾸는 미래, 이상적인 변화상을 끝없이 상상하고 마치 그것이 이미 이루어진 것처럼 구체적으로 눈앞에 그려보는 것이다. 여기에는 그것이 반드시 실현될 것이라는 절대적인 믿음이 동반되어야 한다. 이처럼 강력한 상상과 믿음은 사람의 마음을 긍정적으로 변화시키고 마음의 에너지를 확장하여, 자신이 꿈꾸는 것을 성공시킬 수 있는 운을 불러들이게 된다.

방법은 매우 간단하다. 날마다 잠자기 전에 눈을 감고 당신이 간절히 원하는 모습을 상상하고 원하는 바를 입으로 내뱉기만 하면 된다. 예를 들어, 고3 수험생이라면 "나는 ○○대학교 의과대학을 가겠다"고 외치며 ○○대 의대생이 된 자신의 모습을 상상하는 것이다. 또 자꾸 우울한 마음이 들 때면 "나는 매사에 긍정적이고 항상 웃는 사람이다"라고 구체적으로 외치며 자신이 가장 즐겁고 편안하게 웃고 있는 모습을 떠올리면 된다. 또 잠자리에 들 때가 아니라도 시시때때로, 하루에 열 번, 스무 번이라도 자신이 원하는 모습을 즐겁게 상상하며 실제로 소리를 내서 외쳐야 한다.

사람의 뇌는 눈을 통해 본 것과 상상을 통해 본 것을 잘 구별하지 못한다. 이는 곧, 세밀하고 구체적으로 상상하는 것만으로도 자신이 원하는 상황을 뇌에 각인시킬 수 있음을 의미한다. 상상을 통해 당신이 유쾌하게 웃는 모습을 본 뇌는 그와 같은 상황을 만들기 위해 움직이기 시작한다. 당신의 몸이 웃을 준비를 하는 것이다.

이러한 과정은 단순히 생각에만 머물러 있던 당신의 의지를 바깥으로 꺼내 당신의 모든 것을 변화시킨다. 이런 상상과 말이 어떻게 당신과 세상을 변화시킬 수 있을까 하는 회의가 들지도 모른다. 또 왠지 유치하고 어색하게 느껴져 혼잣말로 중얼거리다 말 수도 있다. 하지만 당신이 매일매일 상상하고 실제로 내뱉는 말은 당신이 원하는 바에 대한 기대와 믿음을 더 크고 강하게 단련시켜 준다. 성공한 사람들이 말하는 운 또한 모두 그런 식으로 만들어진 것이다.

암세포도 물리치는 자기암시의 효과

상상을 통한 자기암시 방법은 질병치료에도 종종 활용된다. 미국 텍사스 주의 포드 워스 암센터의 칼 박사는 상상기법이 암 치료에 미치는 효과에 대해 매우 구체적으로 밝히고 있다. 그는 말기 인후암으로 수술 시기조차 놓친 환자에게 '당신은 당신의 몸속에서 자라고 있는 암을 컨트롤할 수 있다'는 확신을 심어 주고, 날마다 암세포가 점점 약해져 마침내 녹아 없어져 버리는 모습을 상상하도록 했다. 그는 백혈구 모양을 상상하고, 면역세포를 실제 모양과 매치시켜 암세포를 제거해 버리고, 제거된 찌꺼기는 간과 콩팥으로 옮겨져 몸 밖으로 나가는, 매우 구체적인 장면을 상상할 것을 요구했다.

생존 확률 5% 미만이었던 이 환자는 2개월 동안 상상치료와 방사선치료를 받은 뒤 거짓말처럼 건강을 되찾았다. 그의 몸 어디에도 암세포는 찾아볼 수 없었다.

칼 박사는 상상요법의 놀라운 치료효과를 좀더 과학적이고 객관적으로 밝히기 위해 예상 생존기간이 채 12개월도 안 되는 말기 암 환자 159명에게 동일한 실험을 반복했다. 그 결과, 159명 중 63명이 4년 이상 생존하는 놀라운 결과를 얻었다. 뿐만 아니라 그중 12명은 암세포의 크기가 더 작아진 것으로 나타났으며, 14명은 암이 완전히 사라져 완치판정을 받았다.

텍사스대학 심리학과의 액터버그 교수는 임상실험을 통해서 상상을 기반으로 한 자기암시가 인체에 어떤 영향을 미치는지 직접적으로 증명해 보였다. 인체는 흔히 백혈구라 통칭되는 중성구, T세포, B세포, NK세포 등의 면역세포를 갖고 있는데, 이들 세포는 우리 몸에서 발생하는 질병에 맞서 싸우는 '군대'로 표현되곤 한다. 액터버그 교수는 여기에 착안, 각각의 부대를 실험대상으로 삼았다.

그는 학생들을 두 그룹으로 나누어 한 그룹은 백혈구 중 중성구를 상상하는 훈련을 시키고, 다른 한 그룹에게는 백혈구 중 T세포를 상상하는 훈련을 시켰다. 임상실험이 끝날 무렵, 학생들의 혈액검사가 이루어졌다. 그런데 놀랍게도, 중성구를 상상했던 그룹에서는 중성구의 수가 T세포나 B세포에 비해 엄청나게 증가해 있었으며, T세포만을 상상했던 그룹 역시 다른 면역세포에 비해 T세포가 엄청나게 증가해 있었다.

자기암시를 통한 상상은 인체에 이렇게 구체적이며 실질적인 변화를 불러일으킨다. 이 같은 효과는 의학계에서도 인정을 받아 치료에 적극 활용되고 있다. 당신, 또는 당신의 가족이 병마와 싸우고 있는가? 그렇다면 반드시 자기암시를 통한 상상치료를 시도해 보기 바란다. 당신의 마음이 간절할수록, 당신의 상상이 구체적이고 절대적일수록 그 효과는 배가될 것이다.

참고문헌
■ 논문

Mark Hyman. Systems Biology. *Toxins, Obesity, and Functional Medicine.* 13th international symposium of the institute for Functional Medicine

Martha Clare Morris, Denis A.Evans et al. *Consumption of Fish and n-3 Fatty Acids and Risk of Incident Alzheimer Disease,* ARCH NEUROL/VOL 60 July 2003:940-946

Paul D Terry, Thomas E Rohan et al. *Intake of fish and marine fatty acid and the risks of cancers of the breast and prostate and of other hormone-related cancers:a review of the epidemiologic evidence.* Am J Nutr 2003;77:532-43

Jeanine M Genkinger and Anita Koushik: *Meat Consumption and Cancer Risk PLoS.* Med. 2007 December; 4(12): e345

Health and vegetarians: www.vegsoc.org/

Daniel. J.DeNoon. *Red meat eaters risk colon cancer.* www.webmd.com

Key TJ, Schatzkin A, Willett WC, Allen NE, Spencer EA, Travis RC. *Diet, nutrition and the prevention of cancer; Public Health Nutr.* 2004 Feb;7(1A):187-200.

T Noguchi. *Protein nutirtion and insulin like growth factor system.* Br J Nutr. 2000 Dec;84 Suppl 2:S241-4.

Nutrient Composition of Common Foods in Aviculture. Kaytee Technical Bulletin R. N. Brue. 1989

Riggs BL, et al. *Dietary calcium intake and rates of bone loss in women.* J Clin Invest 1987;80(4):979-82.

Tavani A, et al. *Calcium, dairy products, and the risk of hip fracture in women in northern Italy.* Epidemiology (Italy) 1995; 6(5);554-7.

Feskanich D. et al. *Milk, dietary calcium, and bone fractures in women: a 12-year prospective study.* Am J Public Health 1997;87(6);992-7.

Owusu W, et al. *Calcium intake and the incidence of forearm and hip fractures among men.* J Nutr 1997;127(9):1782-7.

Abelow BJ, et al. *Cross-cultural association between dietary animal protein and hip fracture: a hypothesis.* Calcif Tissue Int 1992;50(1):14-8.

O'Connell JM, Dibley MJ, Wallace B, Mares JS, Yip R (1989). *Growth of vegetarian children: the Farm Study.* Pediatrics 84, 475-481

Robert G. Cumming and Robin J. Klineberg. *Case-Control Study of Risk Factors for Hip Fractures in the Elderly.* American Journal of Epidemiology Vol. 139, No. 5: 493-503

David Thomas D.C. *A Case for the Need for Mineral Supplementation.*Cranio-View May 2000

Changes in USDA Food Composition Data for 43 Garden Crops, 1950 to 1999. Journal of the American College of Nutrition, Vol. 23, No. 6, December 2004

Jane E. F Brody. *Emotions found to influence nearly every human ailment,* New York Times

Worthington V. *Nutritional quality of organic versus conventional fruits, vegetables, and grains.* J Altern Complement Med. 2001 Apr;7(2):161-73.

Johnson NE, Alcantara EN, Linkswiler H. *Effect of level of protein intake on urinary and fecal* calcium and calcium retention of young adult males. J Nutr. 1970 Dec;100(12):1425–30

Pannemans DL, Schaafsma G, Westerterp KR. Calcium excretion, apparent calcium absorption and calcium balance in young and elderly subjects: influence of protein intake. Br J Nutr. 1997 May;77(5):721–9.

Spencer H, Kramer L, Osis D. Do protein and phosphorus cause calcium loss? J Nutr. 1988 Jun;118(6):657–60.

Hannan MT, Tucker KL, Dawson–Hughes B, Cupples LA, Felson DT, Kiel DP. Effect of dietary protein on bone loss in elderly men and women: the Framingham Osteoporosis Study. J Bone Miner Res. 2000 Dec;15(12):2504–12.

Catharine R Gale, Ian J Deary, Ingrid Schoon G David Batty, G David Batty. IQ in childhood and vegetarianism in adulthood: 1970 British cohort study. BMJ, doi: 10.1136/bmj.39030.675069.55. (Published 15 December 2006)

Eating less meat may help reduce osteoporosis risk, Cornell study show. Cornell university science news. Nov.6.1996

Proteins and Amino Acids.1989. IN: Recommended Dietary Allowances. National Research Council, 10th. Ed, National Academy Press, Washington 52–77

Weaver CM, Plawecki KL. Dietary calcium: adequacy of a vegetarian diet. Am J Clin Nutr. 1994 May;59(5 Suppl):1238S–1241S.

Mind over Mind. RIGOROUS INTUITION (V. 2.0) Wednesday, June 21, 2006

Grandjean P, Landrigan PJ. Developmental neurotoxicity of industrial chemicals. Lancet. 2006 Dec 16;368(9553):2167–78.

Roffe L, Schmidt K, Ernst E. A systematic review of guided imagery as an adjuvant cancer therapy. Psychooncology. 2005 Aug;14(8):607–17.

변광호. Mind/Body와 면역기능. Korean J Fam Med.Vol.30, No.3 suppl 2009

Harris WS, et al. A randomized, controlled trial of the effects of remote, intercessory prayer on outcomes in patients admitted to the coronary care unit. Arch Intern Med October 25, 1999;159:2273–8.

Leibovici L. Effects of remote, retroactive intercessory prayer on outcomes in patients with bloodstream infection: randomised controlled trial. BMJ. 2001 Dec 22–29;323(7327):1450–1.

Mihaela frunza. Ethical aspests of spiritual medicine. The case of intercessory prayer therapy. JSRI NO.17– Summer 2007 p101–p115.

RANDOLPH C. BYRD. Positive Therapeutic Effects of Intercessory Prayer in a Coronary Care Unit Population. July 1988 · SOUTHERN MEDICAL JOURNAL · Vol. 81, No. 7. 826–829

Franco OH, de Laet C, Peeters A, Jonker J, Mackenbach J, Nusselder W. Effects of physical activity on life expectancy with cardiovascular disease. Arch Intern Med. 2005 Nov 14 ; 165(20) : 2355 – 60.

Kannel WB, Sorlie P. Some health benefits of physical activity: the Framingham Study. Arch Intern Med. 1979 ; 139 : 857 – 861.

박상희. 청소년의 영양. 소아과 제44권 제8호 2001년

김주현. 김미정. 오현경 et al. *한국인 상용과일과 채소의 계절별 무기질 함량변화.* J East Asia Soc Dietary
Life 17(6):860-875(2007)
한국은 아직도 농약, 축산 항생제의 천국. dongA.com. 2008.10.09
양식물고기는 항생제가 양식?. Joins.com. 2004.07.28
농약연보. 비료연감. 한국공업비료협회

■ 단행본

The China Study T. Colin Campbell. Ph. D. BenBella Books
The Balanced Plate : The Essential Elements of Whole Foods and Good Health. Renee Loux.
Rodale Books.
www.eco.or.kr 환경정의
환경호르몬의 반격. 린드세이 벅슨. 이룸미디어
오염된 몸 320kg의 공포. 야마모토 히로토 지음. 여성신문사
우유의 역습. 티에리 수카르 지음. 알마
아이를 변화시키는 두뇌음식. 조엘 펄먼 이아소
오래 살고 싶으면 우유 절대로 마시지 마라. 프랭크 오스키지음. 이지북
내 몸 내가 고치는 기적의 밥상. 조엘 펄먼. 북섬.
하루 세 끼가 내 몸을 망친다. 이사하라 유미. 살림 Life.
슈거블루스. 윌리엄 더프티. 북라인.
건강수명을 늘리는 영양의학 가이드. 레이D 스트랜드. 푸른솔
해독과 치유. 시드니 맥도날드 베이커. 창조문화
인간이 만든 위대한 속임수 식품첨가물. 아베쓰카사. 국일미디어
생명의 균형, 미네랄 3.5%. 야마다 도요후미. 북폴리오
독소 죽음을 부르는 만찬. 윌리엄 레이몽. 랜덤하우스
육식 건강을 망치고 세상을 망친다. 존 로빈스. 아름드리 미디어
내 몸 안의 의사, 면역력을 깨워라. 아보 도오루. 21세기북스
내 몸의 독소를 없애는 페스코 밥상. 리차드 블리뷰. 한언
위험한 식탁 이대로 먹을 것인가? 존 험프리스. 르네상스
하버드메디칼 스쿨이 차려주는 웰빙푸드. 월터 C 월렛. 동아일보사.
암을 이기는 영양요법. 패트릭 퀼린. 중앙생활사
물, 치료의 핵심이다. 뱃맨갤리지. 물병자리
내 몸을 망치는 달콤한 중독 설탕. 윌리엄 더프티. 더북
자연을 닮은 식사. 에릭 마르쿠스. 달팽이
음식혁명. 존 로빈스. 시공사
자연치유. 앤드류 와일. 정신세계사
더이상 먹을 게 없다. 한스 울리히 그림. 모색
희망의 밥상. 제인 구달. 사이언스북스
인간은 왜 병에 걸리는가?. R. 네스, G월리엄스. 사이언스 북스